Susan Schädlich

Winziges Leben

Alles über Corona, Viren und Bakterien und wie wir uns schützen können

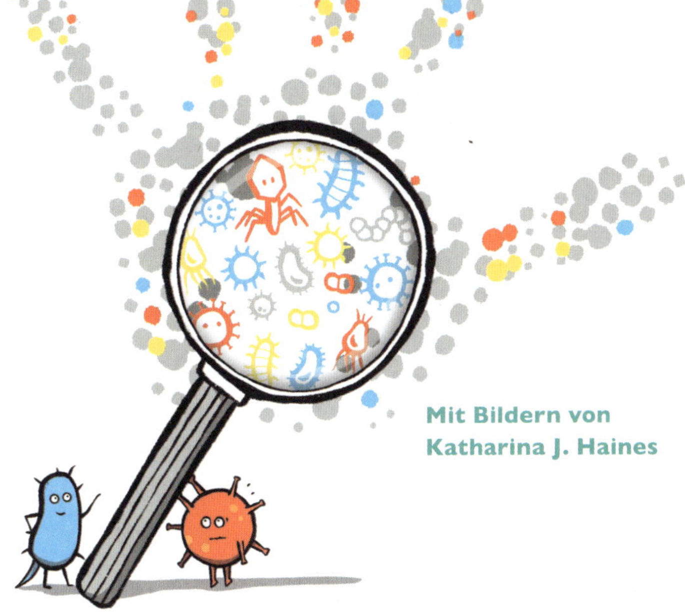

Mit Bildern von
Katharina J. Haines

CARLSEN

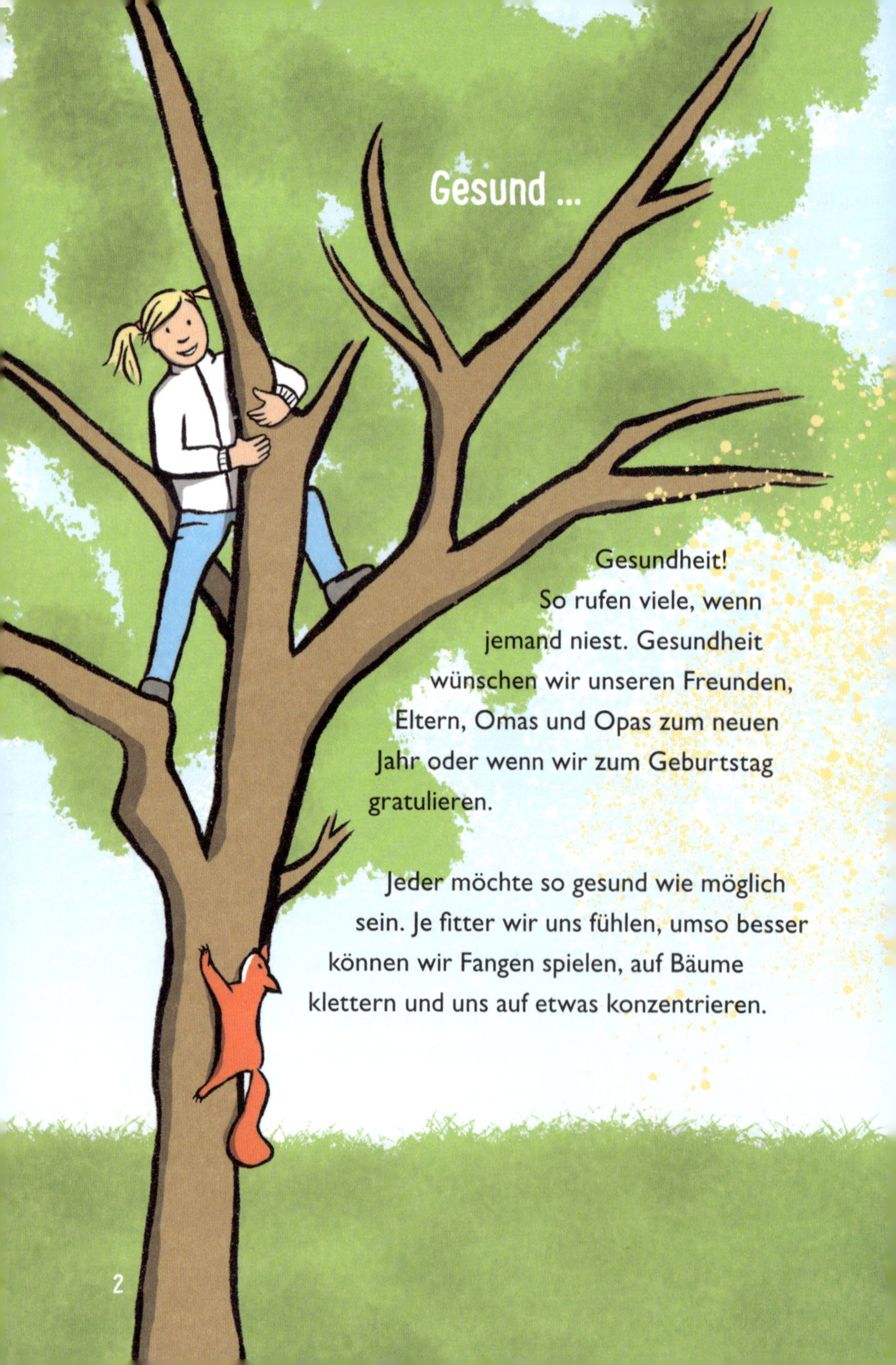

Gesund ...

Gesundheit! So rufen viele, wenn jemand niest. Gesundheit wünschen wir unseren Freunden, Eltern, Omas und Opas zum neuen Jahr oder wenn wir zum Geburtstag gratulieren.

Jeder möchte so gesund wie möglich sein. Je fitter wir uns fühlen, umso besser können wir Fangen spielen, auf Bäume klettern und uns auf etwas konzentrieren.

... oder krank?

Aber ab und zu erwischt es uns dann doch. Das kennst du bestimmt: Der Hals kratzt, du fühlst dich schlapp und fröstelig, die Nase kribbelt und du niest und hustest vielleicht auch. Eine Erkältung macht sich im Körper breit, du wirst krank.
Viele erleben das mehrmals im Jahr. Das ist völlig normal. Und bestimmt fallen dir auch ein paar andere Krankheiten ein, die du schon durchgemacht hast.

Manch ein Nieser erreicht Orkan-Geschwindigkeit!

Was steckt dahinter?

Wenn der Körper krank wird, sind oft winzige Wesen daran schuld, BAKTERIEN oder VIREN zum Beispiel. Sie sind mit dem bloßen Auge nicht zu sehen, sondern nur mit Spezial-Mikroskopen zu erkennen.

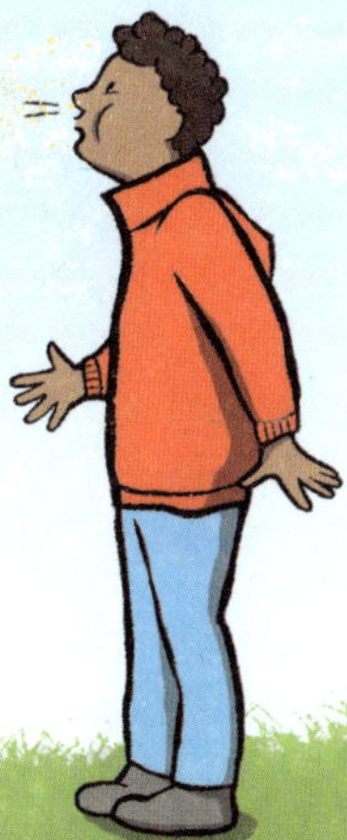

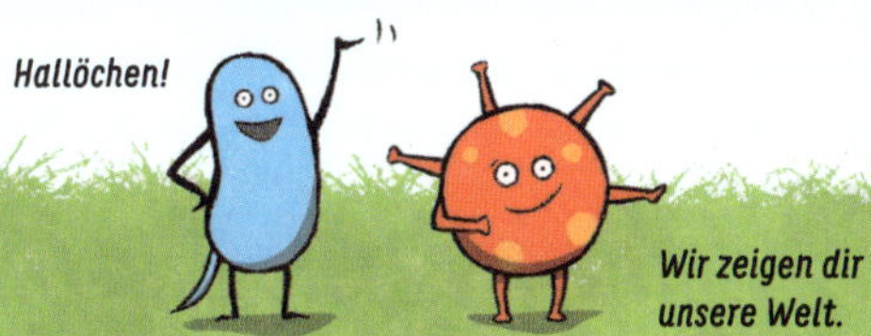

Entdeckungsreise in die Mikro-Welt

Wie winzig die Welt der Bakterien und Viren ist, können wir uns nur schwer vorstellen: Auf einem ganz normalen Sandkorn, wie es am Strand oder im Buddelkasten liegt, könnten 50.000 Bakterien leben. Hättest du das gedacht?

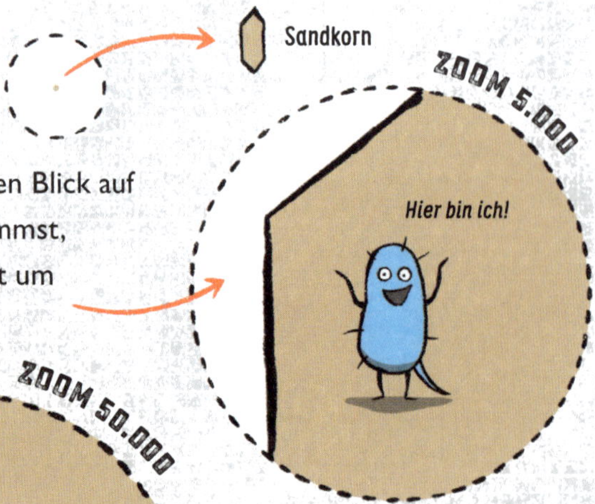

Damit du einen guten Blick auf die Bakterien bekommst, vergrößern wir jetzt um das 5.000-Fache:

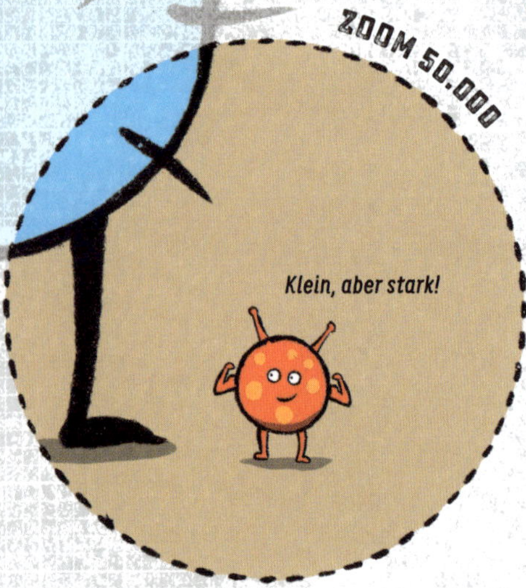

Um Viren zu sehen, zoomen wir jetzt sogar 50.000-fach heran.

Gedankenexperiment: Du als Bakterium

Stell dir vor, es gäbe eine magische Maschine, die dich schrumpfen könnte. Und zwar auf Bakteriengröße! Das Ergebnis sähe so aus:

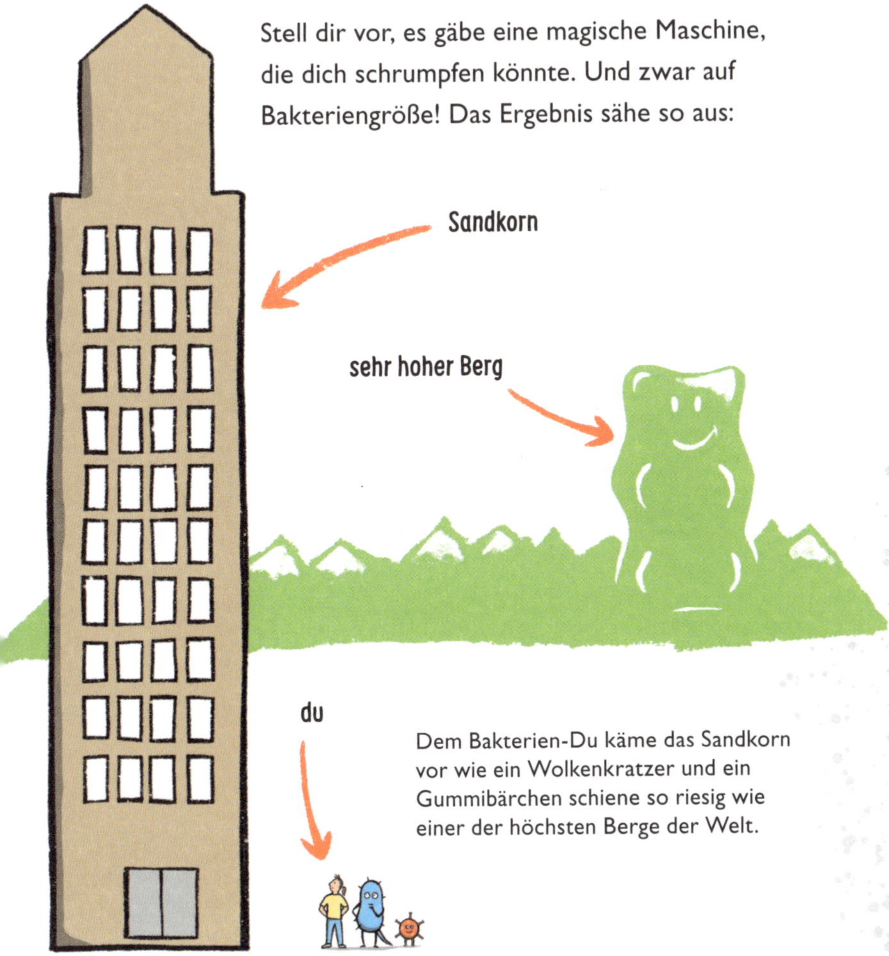

Dem Bakterien-Du käme das Sandkorn vor wie ein Wolkenkratzer und ein Gummibärchen schiene so riesig wie einer der höchsten Berge der Welt.

Knochenzelle

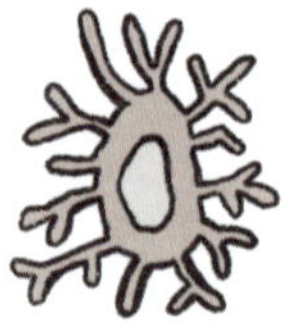

Zellen – die Bausteine des Lebens

Hast du eine Idee, aus wie vielen Bausteinen du bestehst? Gemeint sind nicht deine zehn Finger, die beiden Augen und 100.000 Haare auf deinem Kopf. Gemeint sind die kleinsten Bausteine, aus denen jede Haarwurzel und jeder Finger aufgebaut ist: die Zellen. In einem erwachsenen Körper sind es grob geschätzt 35.000.000.000.000 Stück. Das sind 35 Billionen Zellen!

Es gibt viele verschiedene Zellarten, die ganz unterschiedlich gebaut sein können. Aber einige Teile gehören immer dazu und sind bei allen Zellen gleich:

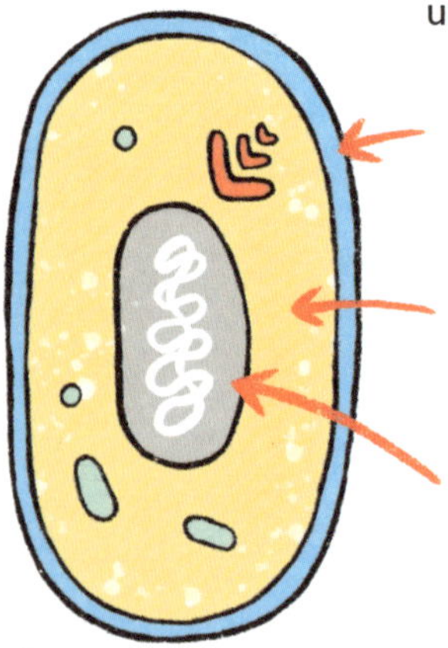

Zellmembran heißt die Hülle, die die Zelle zusammenhält. Sie lässt Nährstoffe und Abfallprodukte durch.

Das Innere ist ausgefüllt mit **Zellplasma**, das du dir wie ein Gel vorstellen kannst. In ihm werden Stoffe transportiert.

Die allermeisten Zellen tragen eine Art Bauanleitung für sich selbst in ihrem Innern. **Erbgut** wird sie genannt.

Das Erbgut heißt so, weil Lebewesen es von ihren Eltern erben. Es ähnelt einer verdrehten Leiter und besteht aus einem Material, das DNA heißt. Die DNA funktioniert als Bauanleitung für die Zelle, zu der sie gehört. Deine DNA legt zum Beispiel fest, welche Augenfarbe du hast.

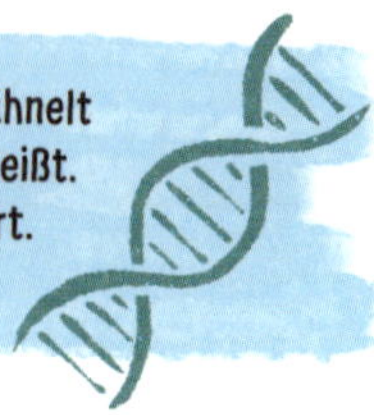

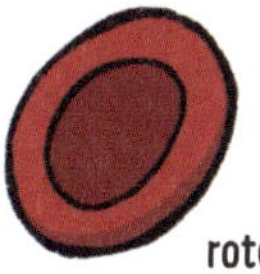

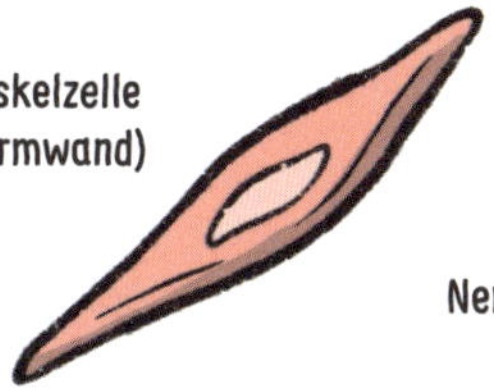

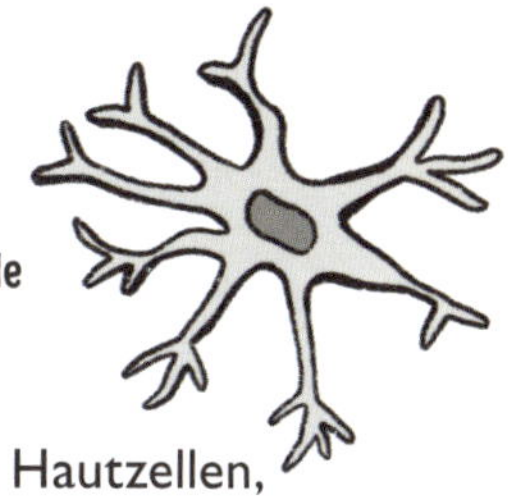

Alle Lebewesen sind aus Zellen aufgebaut: Du hast Hautzellen, Nervenzellen, Knochenzellen, Muskelzellen und viele mehr. In der Regel kann eine Körperzelle nicht allein überleben. Sie formt mit anderen ein Gewebe – Hautzellen bilden deine Haut, Muskelzellen formen Muskeln und so weiter.

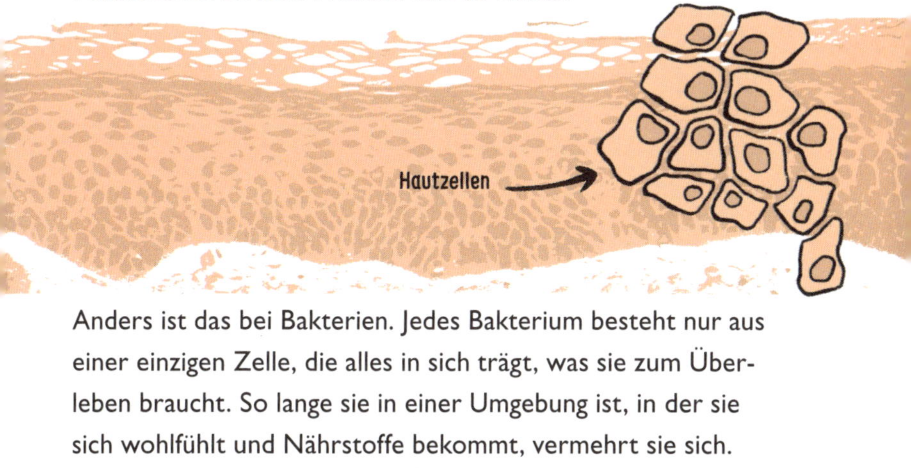

Anders ist das bei Bakterien. Jedes Bakterium besteht nur aus einer einzigen Zelle, die alles in sich trägt, was sie zum Überleben braucht. So lange sie in einer Umgebung ist, in der sie sich wohlfühlt und Nährstoffe bekommt, vermehrt sie sich. Dann entsteht aus einem Bakterium in kurzer Zeit schnell ein ganzer Haufen Zellen, man sagt auch eine Bakterienkolonie.

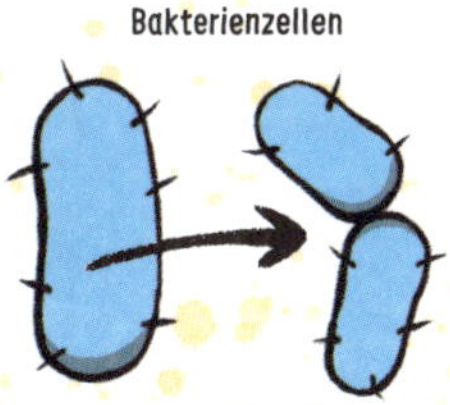

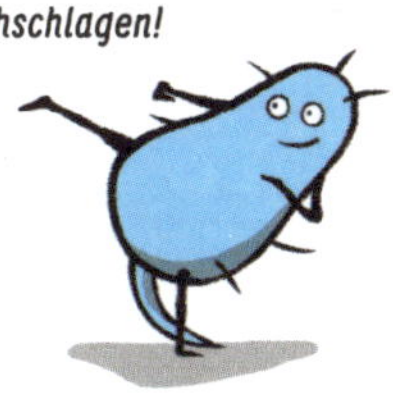

Überraschung unter dem Mikroskop

Vor 500 Jahren wussten die Menschen noch nichts von Bakterien und anderen winzigen Lebensformen. Denn sichtbar wurde diese verborgene Welt erst nach der Erfindung des Mikroskops. Brillenmacher entwickelten Ende des 16. Jahrhunderts, also vor mehr als 400 Jahren, die ersten dieser Geräte.

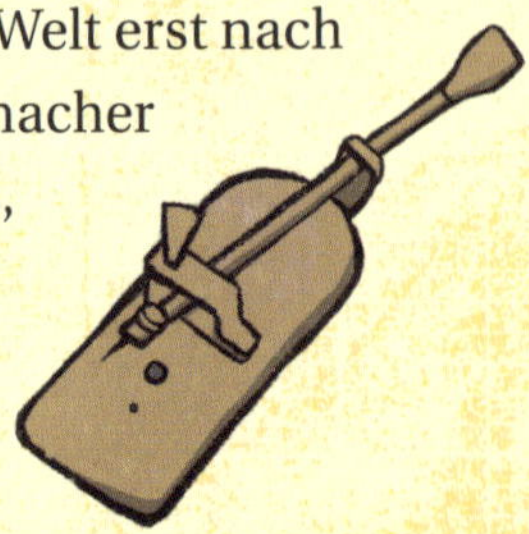

Forschung mit Zahnbelag

Der niederländische Stoffhändler Antoni van Leeuwenhoek begeisterte sich für die winzige Welt. Der Hobby-Forscher tüftelte mit geschliffenen Gläsern und baute einfache Mikroskope. Mit ihnen betrachtete er Läuse, Schimmel, Blut, Spucke und Wassertropfen. Als er den Belag seiner Zähne untersuchte, sah er darin „unglaublich kleine Tierchen“. Er schrieb, dass in seinem Mund mehr davon lebten als Menschen in den Niederlanden. Vor 350 Jahren hat er als wahrscheinlich erster Mensch Bakterien gesehen!

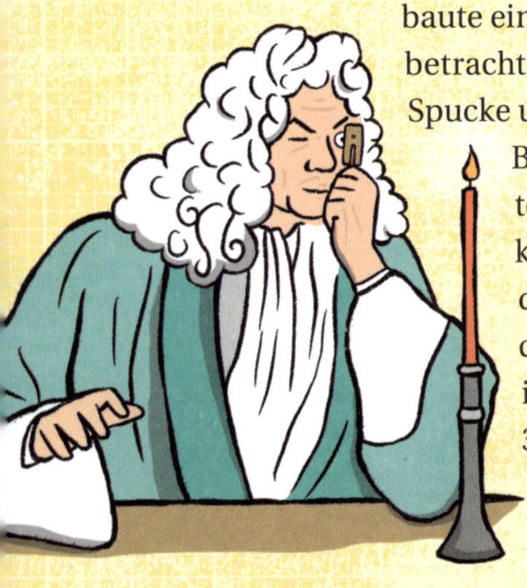

Mikroskop bedeutet „Klein-Betrachter". Das Wort ist zusammengesetzt aus den griechischen Begriffen mikros = klein und skopein = betrachten.

Zellen wie im Kloster

Etwa zur gleichen Zeit konstruierte der britische Naturforscher Robert Hooke ein komplizierteres Mikroskop. Mit ihm konnte er Flöhe und Läuse extrem genau erkennen. Hooke betrachtete auch Kork, also Teile der Rinde bestimmter Bäume. In der Vergrößerung sah er, dass dieser aus lauter abgegrenzten Einheiten bestand. Er nannte sie „Zellen", weil er fand, dass sie aussahen wie die Klosterzellen von Mönchen.
Ein Begriff, den wir noch heute nutzen.

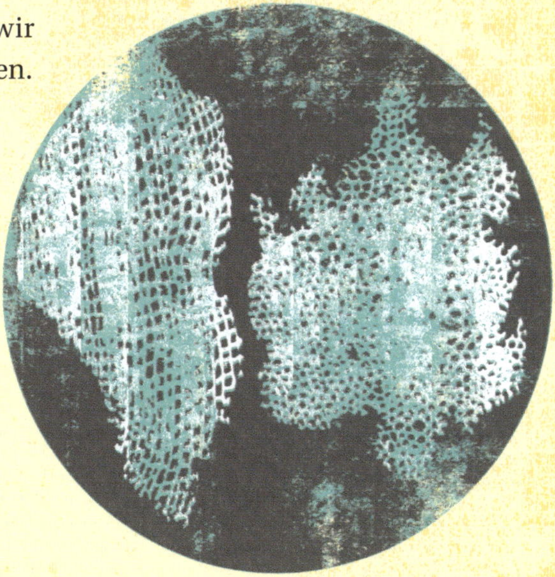

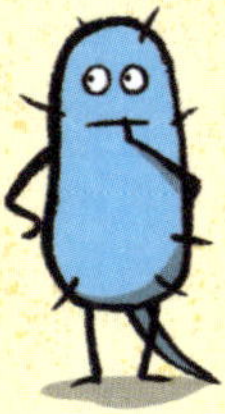

Echte Superhelden: Was sind Bakterien?

5.000.000.000.000.000.000.000.000.000.000
– so viele Bakterien leben schätzungsweise auf der Erde. Fünf Millionen Billionen Billionen! Keine andere Lebensform ist so zahlreich vertreten!

Bakterien kommen überall vor. Einige von ihnen haben Fähigkeiten, auf die Superhelden neidisch wären: Manche orientieren sich am Magnetfeld der Erde. Andere fühlen sich in ätzender Säure wohl. Es gibt welche, die leuchten, und einige, die auch dann noch wachsen können, wenn der Druck von 10.000 Metern Wasser auf ihnen lastet.

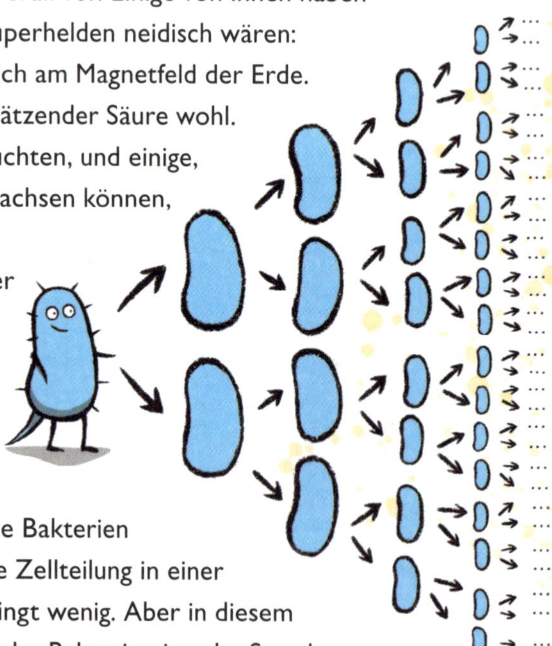

Bakterien vermehren sich, indem sie sich teilen – und das oft rasend schnell: Manche Bakterien schaffen im Labor eine Zellteilung in einer halben Stunde. Das klingt wenig. Aber in diesem Tempo wachsen aus zehn Bakterien in zehn Stunden mehr als zehn Millionen heran!

Wie sind Bakterien aufgebaut?

Bakterien sind Lebewesen, die aus einer einzigen, einfachen Zelle bestehen. Ihre Form kann zum Beispiel kugelig, stäbchen- oder kommaförmig oder gedreht wie ein Korkenzieher sein.

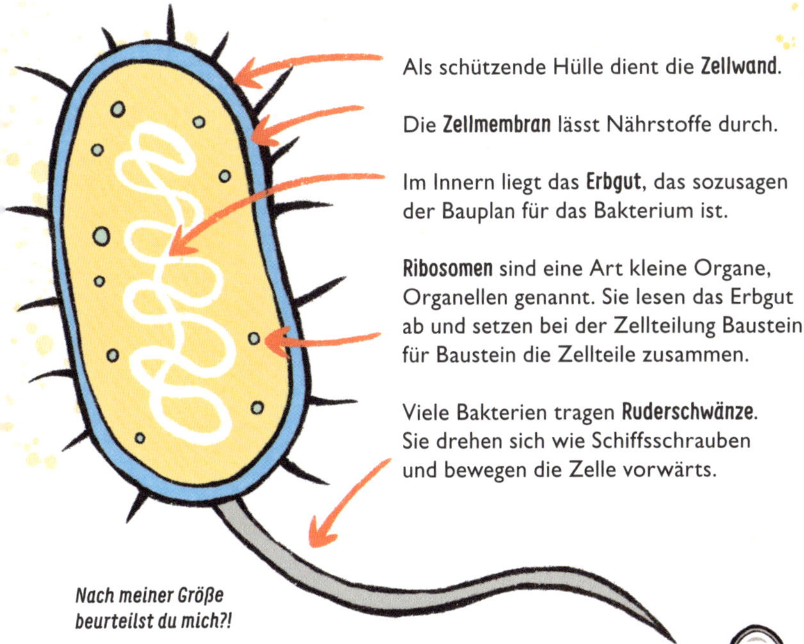

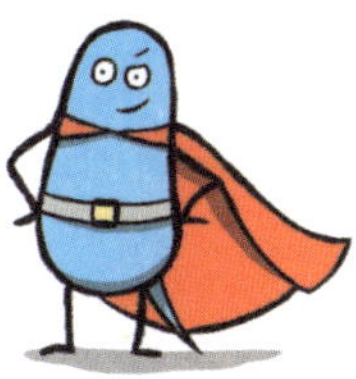

Bakterium ist Lateinisch und heißt Stäbchen. Tatsächlich sehen einige Bakterien wie Stäbchen aus. Ein einzelnes heißt das Bakterium oder die Bakterie, mehrere sind die Bakterien.

Gute Bakterien: Hallo, Mitbewohner!

Du bist nie allein. Genau genommen bist du ein Mensch mit vielen Billionen Mitbewohnern. Richtig gelesen: Auf und in dir tummeln sich wahrscheinlich mehr Bakterien, als du menschliche Zellen hast. Zum Glück!

Ein Teil davon lebt auf deiner Haut. Die Bakterien dort tragen dazu bei, gefährliche Angreifer abzuwehren.

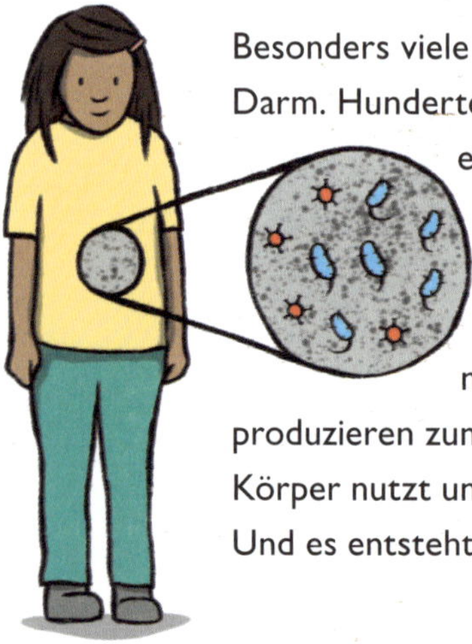

Besonders viele Bakterien hast du in deinem Darm. Hunderte verschiedene Arten bilden dort eine „Wohngemeinschaft“, die du dringend brauchst. Deine Mitbewohner spalten Teile der Nahrung auf, die der Körper allein nicht verwerten könnte. Sie produzieren zum Beispiel Fettsäuren, die der Körper nutzt und in Energie umwandelt. Und es entsteht Gas.

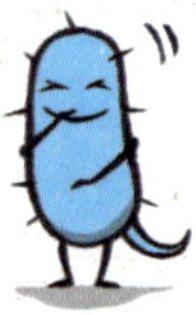

Geht es den Darm-Bakterien gut, schützen sie ihren Menschen vor vielen Krankheiten. Und wahrscheinlich sind sie an vielen anderen Vorgängen im Körper beteiligt. Wie genau, wird seit einigen Jahren erforscht.

Schlechte Bakterien: Vorsicht, Krankmacher!

Scharlach, Mittelohrentzündung oder Durchfall: Einige Bakterien können uns Menschen krank machen. Wahrscheinlich hast du ein paar davon schon kennengelernt.

Name:

STAPHYLOCOCCUS AUREUS

(gesprochen: Sta-fü-lo-kokkus au-rejus)

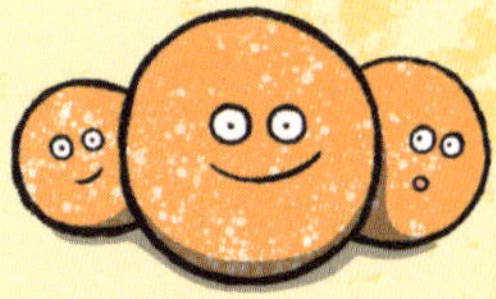

Aussehen: Kugelig
Vorkommen: In der Umwelt, lebt auf der Haut, bei vielen Kindern in der Nase
Was richtet es an? Schlüpft mit Dreck in Wunden, verursacht dann Eiterbildung und behindert die Heilung.

Name:

ESCHERICHIA COLI

(gesprochen: Esche-rich-ia koli)

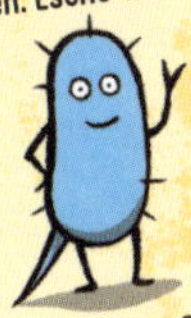

Aussehen: Gerades Stäbchen
Vorkommen: Im Darm, manche überleben im Boden und im Wasser
Besonderheiten: Besterforschtes Bakterium überhaupt
Was richtet es an? Einige Stämme können Durchfall verursachen.
Was kann es? Ungefährliche Vertreter helfen bei der Verdauung, bilden ein wichtiges Vitamin

Name:

BORRELIA BURGDORFERI

(gesprochen: Bor-re-li-ja burg-dor-fe-ri)

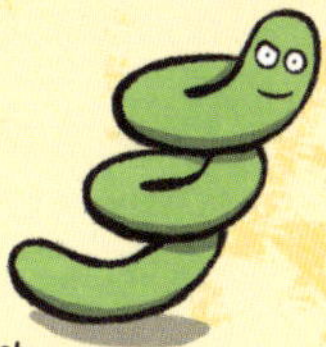

Aussehen: Schraubenförmig
Vorkommen: in Mäusen, Vögeln und anderen Tieren
Besonderheit: Borrelien gelangen über Zecken in den Menschen. Beim Saugen nimmt die Zecke die Bakterien auf und gibt sie ab.
Was richtet es an? Gelenkentzündungen, schwere Nervenprobleme

Wir haben viele Talente!

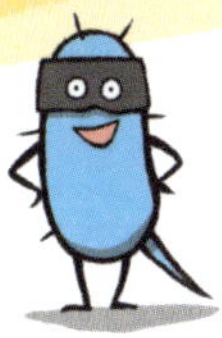

Beweis erbracht: Bakterien statt Geister

Stecken Geister dahinter? Oder schlechte Luft? Noch vor 150 Jahren dachten viele Menschen, Krankheiten hätten solche Ursachen. Zwar vermuteten einzelne Forscher bereits, dass winzige Erreger krank machen können – aber außerhalb der Wissenschaft hatte kaum jemand davon gehört.

Ab 1882 aber stand endgültig fest: Bakterien können Krankheiten auslösen. Den Beweis brachte der deutsche Arzt und Forscher Robert Koch. Er bestimmte den Erreger der „Weißen Pest". So nannten die Leute die Krankheit Tuberkulose, an der damals viele Erwachsene starben. Sie kann die Lunge und andere Organe zerstören.

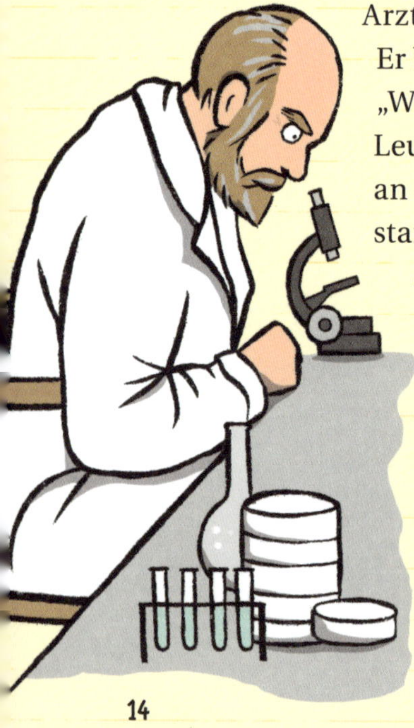

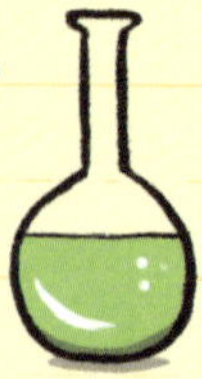

Robert Koch sah das winzige Tuberkulose-Bakterium unter dem Mikroskop. Er schaffte es außerdem, das Bakterium im Labor zu züchten – und damit dann in Experimenten Tiere krank zu machen.

Schulen zu!

Als die Cholera wütete

1892 brach in Hamburg die Cholera aus. Hunderte Menschen starben an schweren Durchfällen und Erbrechen. Ursache waren Bakterien, die Robert Koch ein paar Jahre zuvor nachgewiesen hatte. Jetzt wurde er nach Hamburg gerufen.

Er erkannte, dass die Cholera-Bakterien sich über das Trinkwasser ausbreiteten. Das entnahmen die Menschen damals direkt aus dem Fluss Elbe – in den auch Abwasser und Dreck geleitet wurden.

Robert Koch sorgte dafür, dass die Stadt abgekochtes Wasser und gekochtes Essen verteilte, denn Hitze tötet die Bakterien ab. Außerdem wurden für eine Weile die Schulen geschlossen.

Die Ausbreitung der Krankheit konnte gestoppt werden. Hamburg baute ein besseres Wasserwerk und eine Müllverbrennungsanlage. Zu einem großen Cholera-Ausbruch kam es nie wieder.

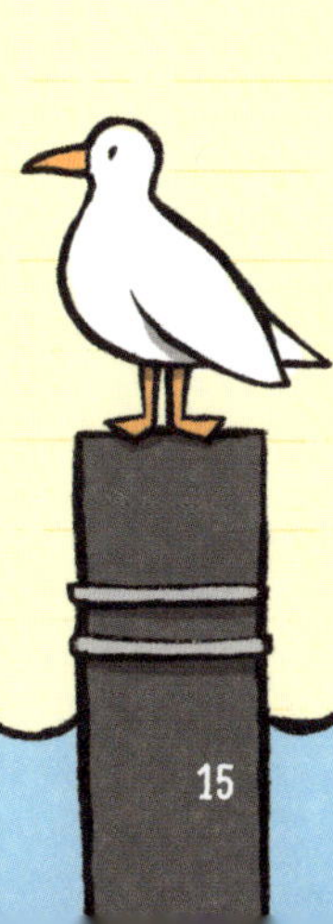

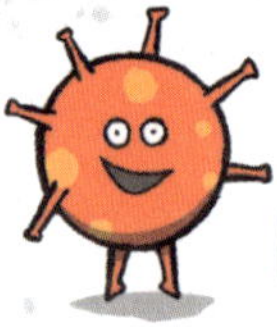

Rätselhafte Zwerge: Was sind Viren?

Viren sind Sonderlinge, denn viele Fachleute sagen, Viren seien gar keine Lebewesen. Viren können vieles nicht, was Lebewesen eigentlich ausmacht: Sie können sich zum Beispiel nicht fortbewegen, sie ernähren sich nicht und sie können sich nicht allein vermehren.

All das brauchen sie auch gar nicht: Viren nutzen dafür die Zellen anderer Lebewesen.

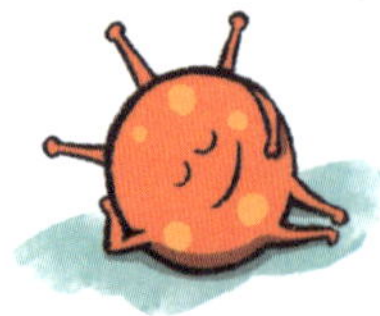

Wie sind Viren aufgebaut?

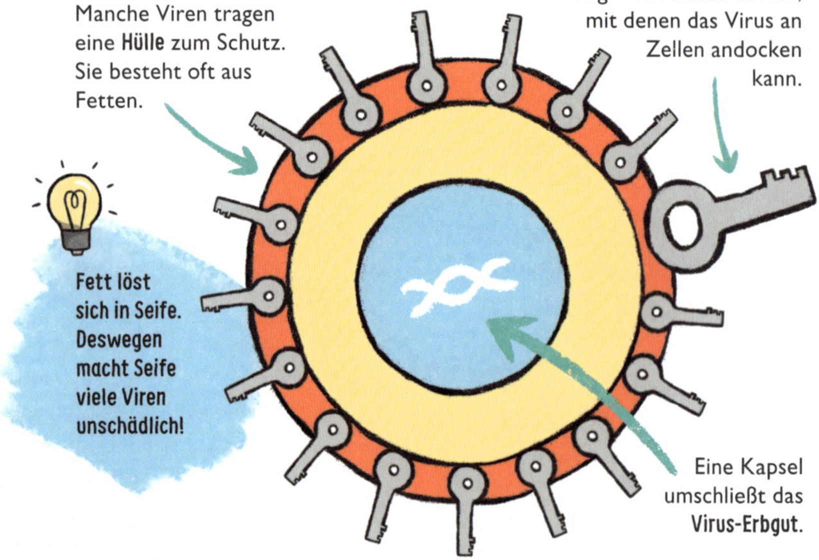

Das Wort Virus kommt aus dem Lateinischen und bedeutet Schleim oder Gift. Seit etwa 120 Jahren werden winzigste Erreger Viren genannt. Es heißt das Virus, die Viren. Manche sagen auch der Virus, aber wirklich richtig ist das nicht.

Von Kugel bis Mondlandefähre

Viren sind überall: im Meer, in der Luft und auf der Erde. Es gibt viel mehr Viren auf unserem Planeten als Sterne im Universum. Sie können ganz verschieden aussehen.

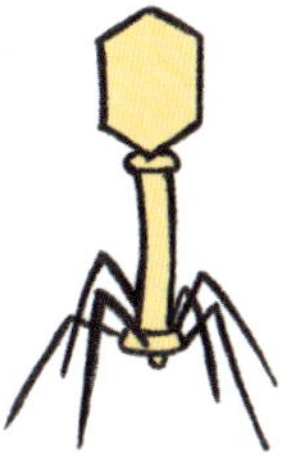

Virus, das Bakterien befällt

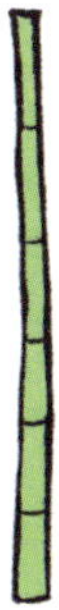

Pflanzen-Virus

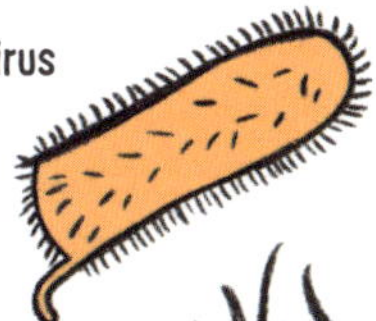

Tollwut-Virus

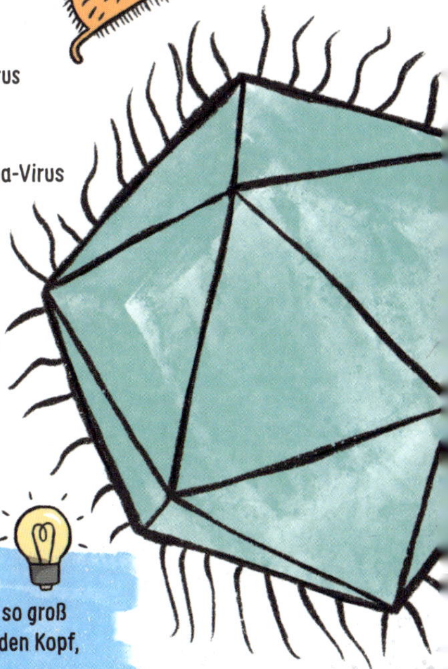

Giga-Virus

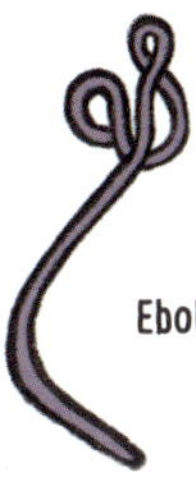

Ebola-Virus

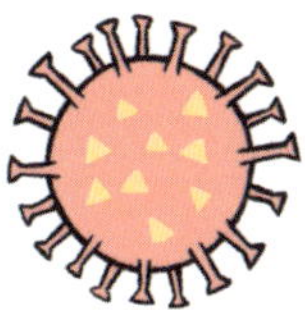

Corona-Virus

Obwohl sie so riesig sind, wurden Gigaviren erst vor ein paar Jahren entdeckt. Sie sind so groß wie Bakterien – und stellen so einiges auf den Kopf, was man bisher über Viren dachte.

Attacke: Wie Viren Zellen entern

Viele Viren sind auf bestimmte Wirtszellen spezialisiert: Die Fortsätze auf der Viren-Oberfläche passen perfekt zu Fortsätzen auf diesen Zellen – wie ein Schlüssel in ein Schloss. Bei Erkältungsviren könnten das zum Beispiel Zellen in der Nase sein. Dockt das Virus mit seinem Schlüssel an, öffnet ihm die Zelle.

In der Zelle übernimmt das Virus das Kommando – und sorgt dafür, dass die Zelle zur Virenfabrik wird. Sie stellt dann Hunderte oder Tausende Viren her. Oft so lange, bis die Zelle platzt.

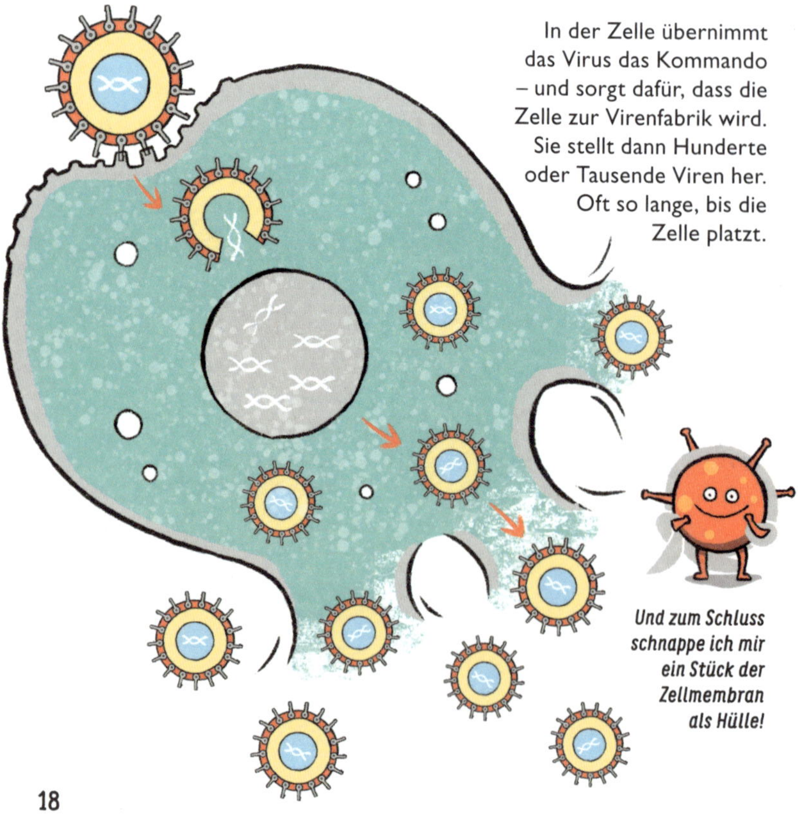

Und zum Schluss schnappe ich mir ein Stück der Zellmembran als Hülle!

Achtung, Krankmacher!

Die meisten Viren sind harmlos. Einige sind sogar nützlich: In deinem Darm tummeln sich neben wichtigen Bakterien auch massenhaft Viren, ohne die dein Körper nicht gut funktionieren könnte. Aber manche Viren können krank machen, zum Beispiel diese drei:

Name:

RHINOVIRUS

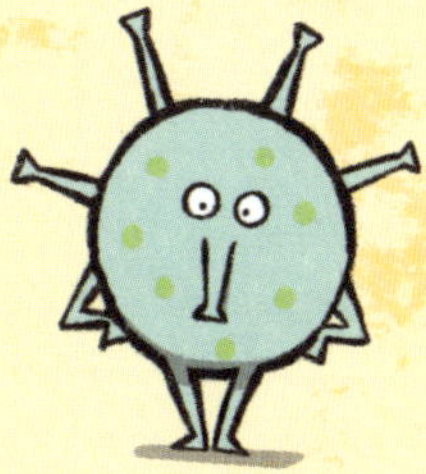

Was richtet es an? Schnupfen, Husten, Halsweh
Schaden: Meist harmlose Erkältung
Besonderheit: Auch viele andere Viren verursachen Erkältungen.

Name:

NOROVIRUS

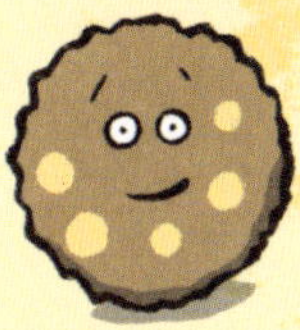

Was richtet es an? Durchfall und Erbrechen
Schaden: Kleine Kinder und alte Menschen können bedrohlich krank werden.
Besonderheiten: Verbreitet sich vor allem im Winter; wer es hatte, kann noch wochenlang ansteckend sein.

Name:

MASERNVIRUS

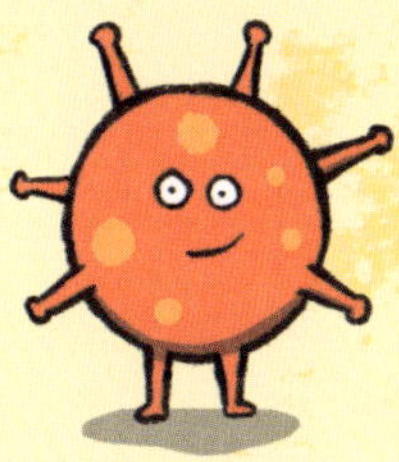

Besonderheiten: Extrem ansteckend
Was richtet es an? Fieber, Ausschlag, Lungenentzündung
Schaden: Kann das Gehirn schädigen und tödlich sein.

Mit Schutzschild: Abwehr des Körpers

Um uns herum wimmelt es nur so von Bakterien und Viren: harmlosen, aber auch solchen, die Krankheiten auslösen können. Doch die allermeisten können uns trotzdem nicht schaden. Denn der Körper schützt sich auf zahlreiche Arten vor Eindringlingen.

Weicher Panzer: Unsere Haut

Nach außen schirmt die Haut den Körper ab. Sie ist unser größtes Organ. Auf ihr siedeln immer auch Bakterien. Sie ernähren sich von Schweiß und bilden Säuren, die schädliche Bakterien abhalten.

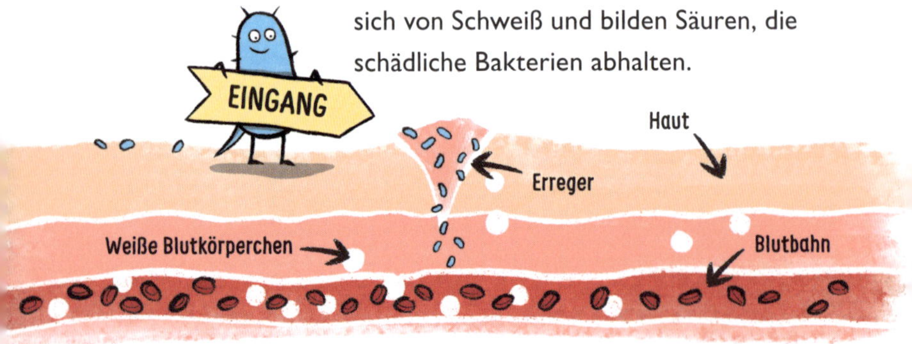

Wenn die Haut verletzt ist, können Bakterien oder andere Krankheitserreger eindringen.

Manche Viren befallen vor allem die Haut von Kindern und verursachen Warzen. Diese Hautknubbel heilen oft von selbst ab, aber das kann Jahre dauern. Die Knubbel werden auch Schwimmbadwarzen genannt, denn dort verbreiten sie sich oft.

Schleim und Co: Was die Öffnungen schützt

Augen, Nase, Mund: An unseren Körperöffnungen ist die Haut unterbrochen. Hier verhindert eine andere Schutzschicht, dass Krankheitserreger freie Bahn haben. Sie heißt Schleimhaut und ist – das kennst du selbst – immer feucht und leicht schleimig.

In der Nase, im Rachen und weiter unten in den Atemwegen trägt die Schleimhaut einen Überzug aus feinsten Härchen. Sie flimmern 1.000 Mal pro Minute und schlagen dabei immer in Richtung Ausgang – zum Rachen oder zu den Nasenlöchern. Staubkörner oder Erreger bleiben auf der feuchten Oberfläche hängen, viele von ihnen werden dann schnell wieder hinausbefördert. Das erledigt der Körper auch mit Husten oder Niesen. Und die Augen schwemmen Eindringlinge mit Tränen hinaus.

> **Die Schleimhäute produzieren Stoffe, die Viren und Bakterien hemmen. Spucke und Tränen sind eine Art natürliche Medizin!**

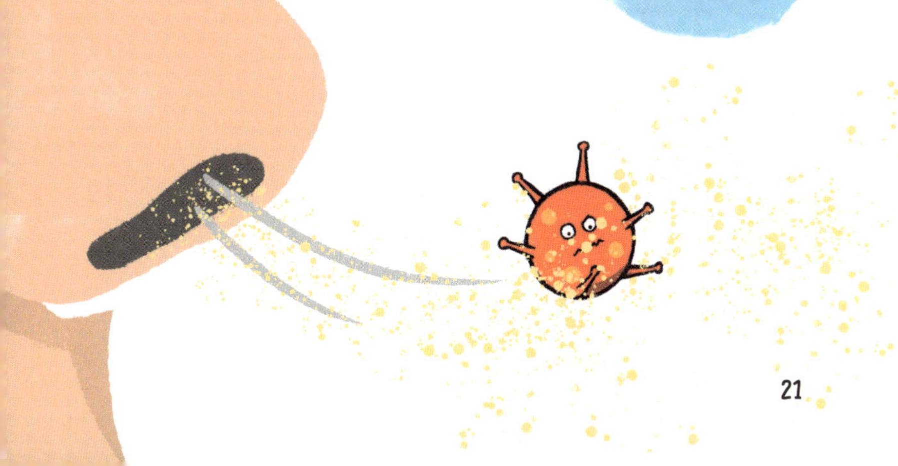

Anstecken – wie geht das?

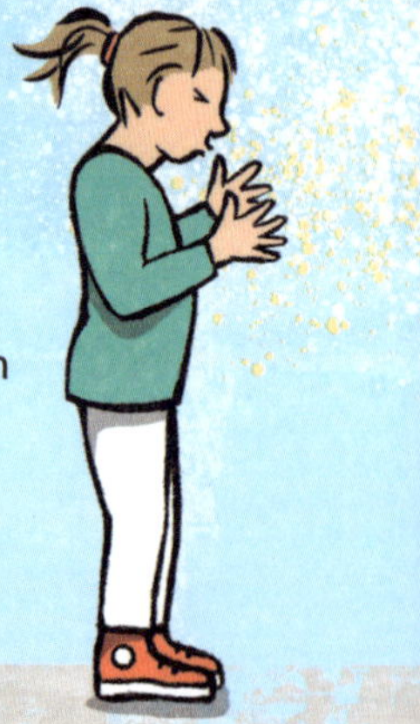

Auch wenn der Körper mit super Schutzvorrichtungen ausgestattet ist – unüberwindbar sind sie nicht.

Am rasantesten breiten sich Bakterien oder Viren aus, wenn sie direkt von Mensch zu Mensch wandern können. Eine Ansteckung geht also besonders schnell, wenn viele Menschen eng beisammen sind: in dicht besetzten U-Bahnen, im Fußballstadion oder – das kennst du sicher – auch in Kindergärten und Schulen.

Schmierinfektion

Wer krank ist, trägt die Erreger oft auch an den Händen und kann sie verbreiten – etwa beim Händeschütteln.

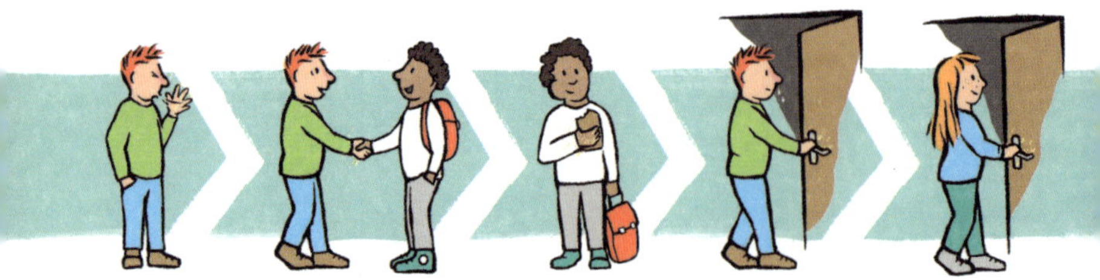

Auch auf Gegenständen wie Türklinken überleben Erreger eine Weile. Schaffen sie es von dort erst auf weitere Hände und dann über Nase, Mund oder Augen in den nächsten Körper, breitet sich die Krankheit aus.

Schnell von Mensch zu Mensch

Beim Husten und Niesen schleudert der Körper Krankheitserreger nach draußen. Hält man sich dabei nichts vors Gesicht, bekommen Leute in der Nähe sie ab. Auch beim Atmen und Sprechen fliegen immer kleinste Tröpfchen aus dem Mund. In ihrem Innern können ebenfalls Viren oder Bakterien sitzen. Wer sie einatmet, kann sich anstecken. Dieser Weg heißt **Tröpfcheninfektion**.

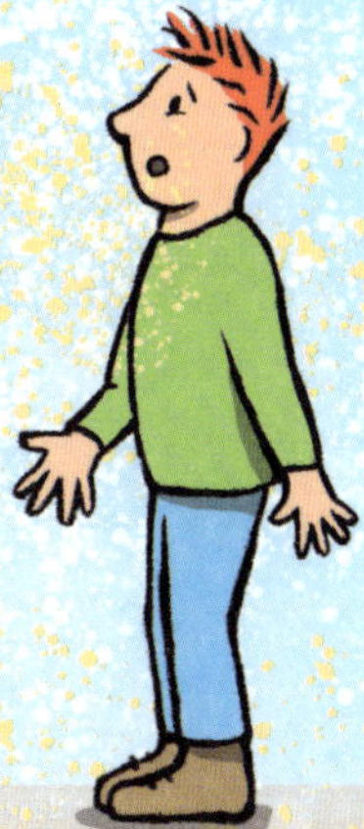

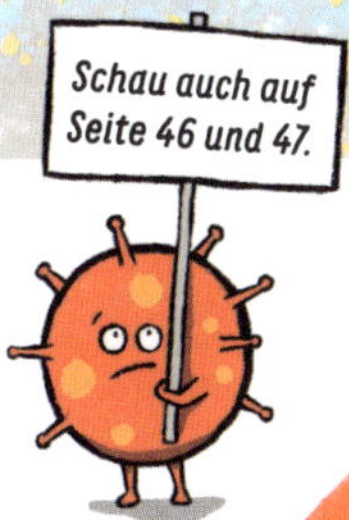

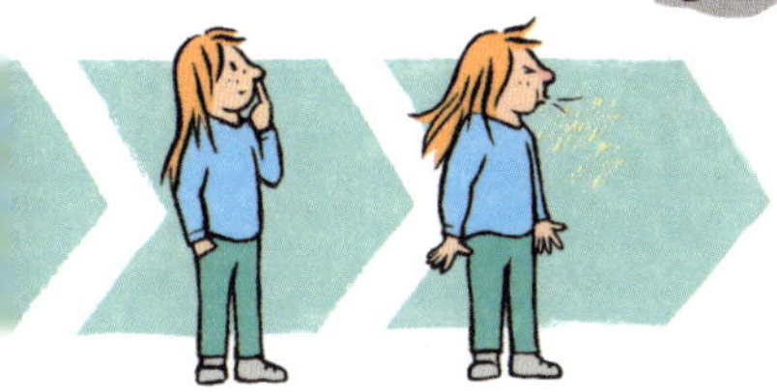

An den Händen sind die Erreger unschädlich. Gelangen sie aber in Mund, Nase oder Augen, ist die Ansteckung passiert.

Die Ansteckungskette unterbrechen: Was kannst du tun?

- **Hände waschen:** Vor dem Essen, immer nach dem Naseputzen und nach der Toilette
- In die **Armbeuge** husten und niesen (nicht in die Hand!)
- **Zu Hause bleiben**, wenn du krank bist

Noch mehr Ansteckungswege

Bakterien und Viren, die Durchfälle auslösen, können sich auch im Wasser, in oder an Lebensmitteln befinden. Gegen sie gibt es ein einfaches Mittel: Hitze! Wenn man Lebensmittel oder Wasser abkocht, tötet das die Erreger.

Manchmal reichen winzige Wunden in der Haut, damit Krankheitserreger in den Körper gelangen. So kann es etwa zu einer eitrigen Wunde kommen.

Einige Bakterien und Viren durchbrechen die Hautschranke mit Hilfe blutsaugender Tiere. Zecken, manche Mückenarten oder bestimmte Flöhe können Erreger in sich tragen – und diese dann beim Stich oder Biss weitergeben.

Egal, wie sie hineingekommen sind: Bakterien, Viren oder andere Eindringlinge müssen im Körper blitzschnell aufgespürt werden.

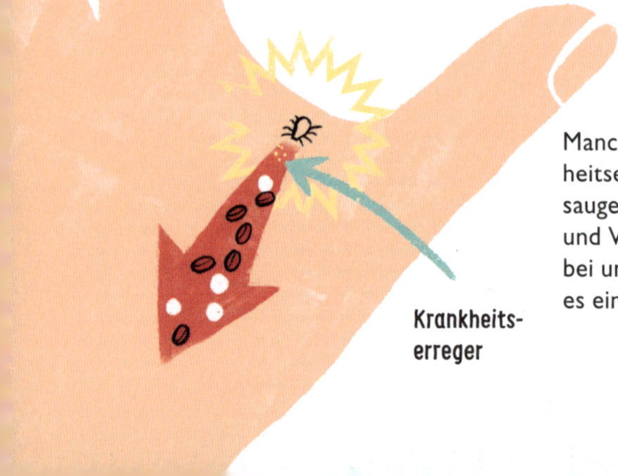

Manche Zecken tragen Krankheitserreger in sich. Beim Blutsaugen können sie dann Bakterien und Viren übertragen. Gegen das bei uns vorkommende Virus gibt es eine Impfung.

ALARM: Wie der Körper Angreifer entdeckt

Überall im Körper sind Hunderte kleiner **Kontrollstationen** verteilt, die **Lymphknoten**. In ihnen wird die Körperflüssigkeit gefiltert und nach Eindringlingen durchsucht.

Das Aufspüren erledigen Millionen **weißer Blutzellen**. Wie winzige Sicherheitsleute durchkämmen sie jeden Winkel des Körpers. Das tun sie ununterbrochen bei Tag und Nacht.

In jedem dicken Tropfen Blut tummeln sich 80.000 bis 200.000 weiße Blutzellen!

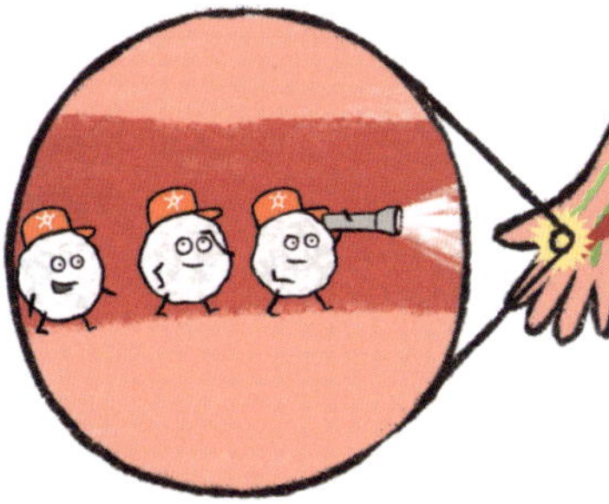

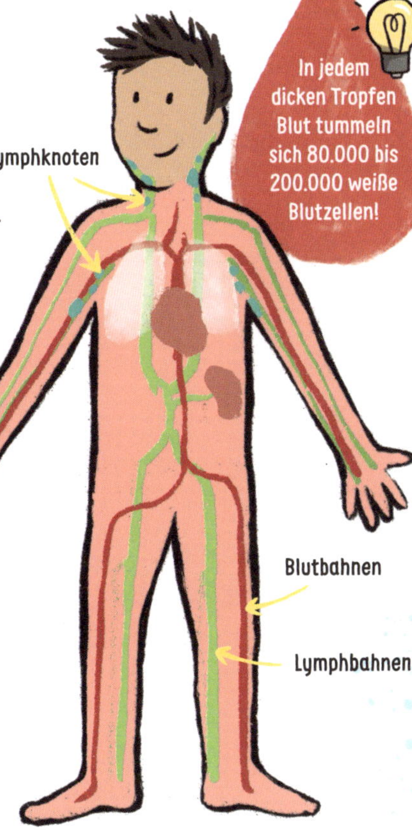

Gebildet werden diese Zellen im **Knochenmark**, im Inneren großer Knochen.

Was ist Fieber?

Kämpft die Abwehr, erhöht der Körper oft seine Temperatur. Fieber hilft, denn dadurch können die Abwehrzellen noch besser arbeiten. Viren und Bakterien dagegen vertragen die Hitze nicht.

Meisterleistung: Die Arbeit der Abwehr

Ist ein Angreifer erkannt und der Alarm ausgelöst, startet innerhalb von Minuten eine Abwehrreaktion. An ihr sind mehrere Organe und Stoffe sowie eine Reihe verschiedener Zellen beteiligt, die zusammen das Immunsystem des Körpers bilden. Hier siehst du die Aufgaben von verschiedenen Vertretern der weißen Blutzellen.

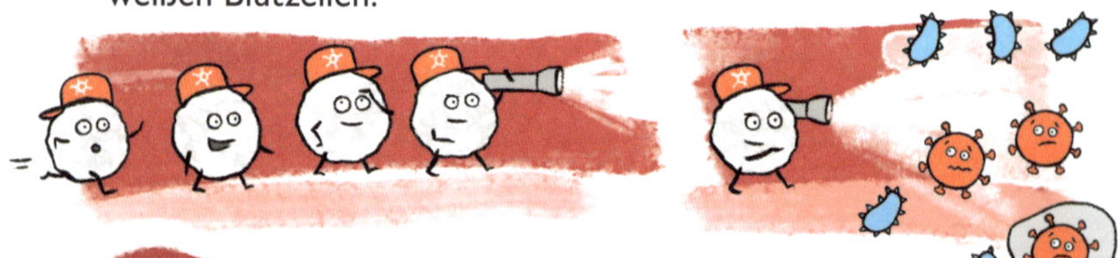

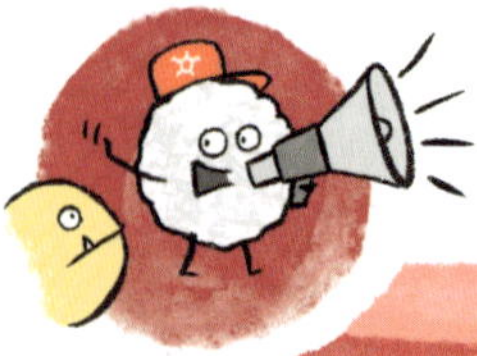

Diese Zellen sind darauf spezialisiert, Eindringlinge an der Art ihrer Oberfläche zu erkennen.

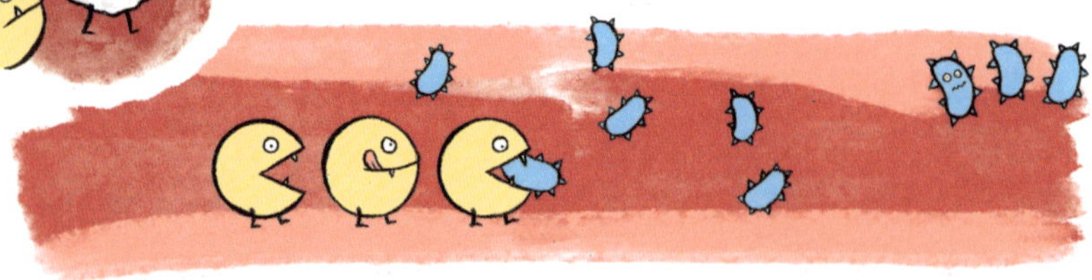

Eine andere Gruppe, die Fresszellen, tun, was ihr Name sagt: Sie fressen z. B. Bakterien auf. Wenn das nicht ausreicht, rufen sie Spezialkräfte zu Hilfe.

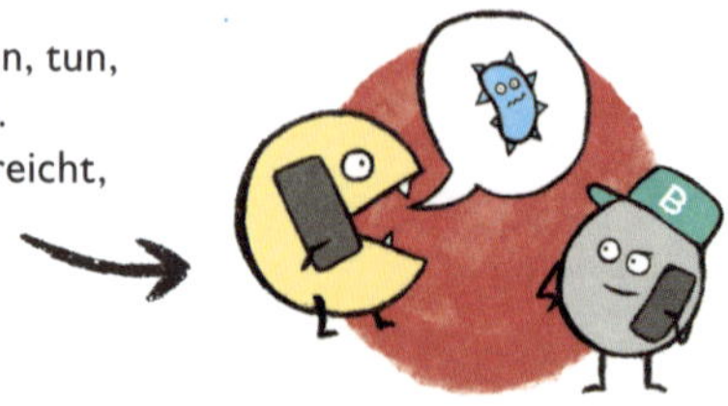

Die erste Abwehr verläuft innerhalb weniger Stunden – und arbeitet sehr grob.

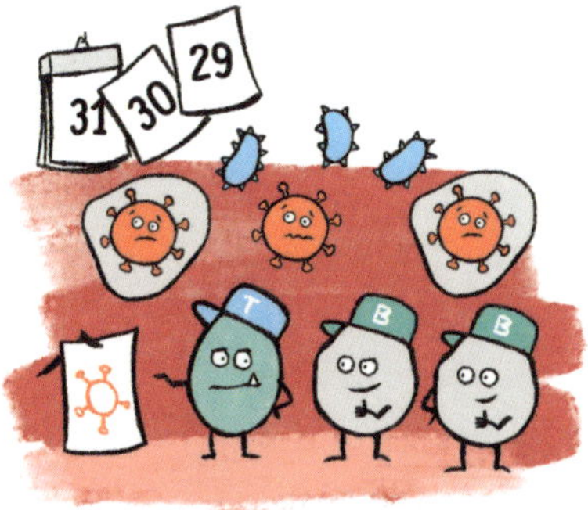

Das Wort Immunsystem kommt aus dem Lateinischen. Dort heißt „immun" frei, unberührt und rein.

Das sind B-Zellen und T-Zellen. Sie eilen herbei und haben weitere Abwehrstrategien parat.

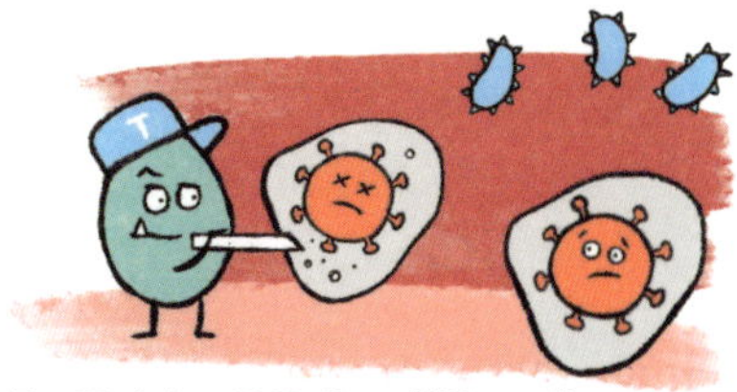

Ein Teil der T-Zellen, Killerzellen genannt, vernichtet Körperzellen, in denen sich Erreger verstecken.

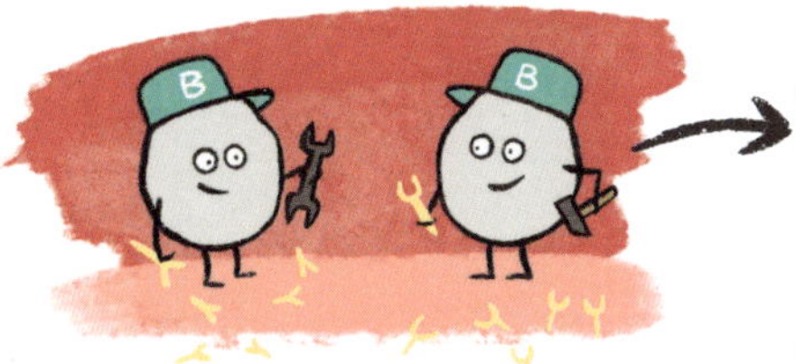

B-Zellen sind Spezialisten. Sie werden sorgfältig ausgewählt. Jede von ihnen produziert massenhaft ein für genau diesen Eindringling maßgeschneidertes Gegenmittel – die Antikörper. Diese machen den Erreger unschädlich.

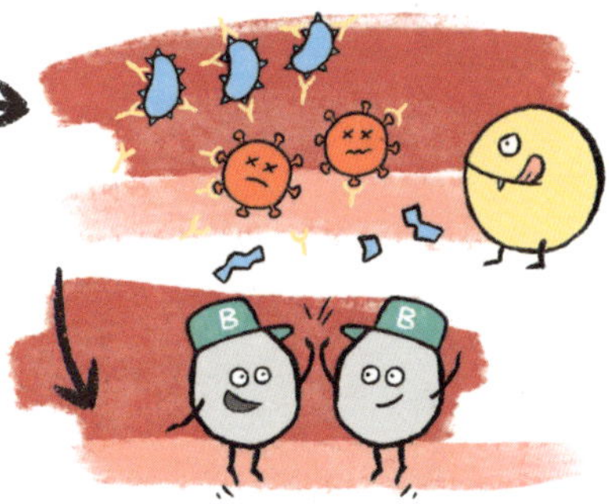

Sind alle Eindringlinge gestoppt, beendet der Körper die Immunreaktion und repariert Schäden.

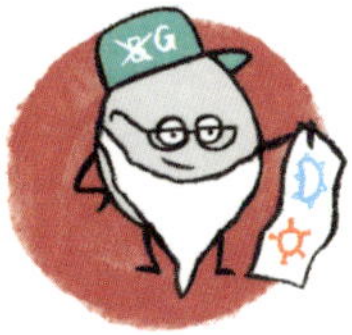

Es bilden sich Gedächtniszellen. Kommt der Erreger erneut, erkennen sie ihn sofort wieder – und sorgen dafür, dass er viel schneller gestoppt wird.

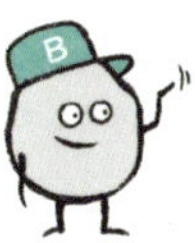

Dieser Teil der Abwehr ist erst nach 5-15 Tagen voll in Fahrt. Aber er ist spezialisiert und lernt dazu!

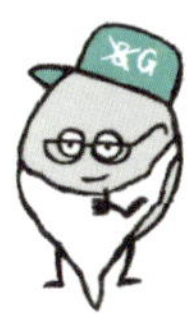

1 Tag – 5 Tage – 2 Wochen – 3 Wochen

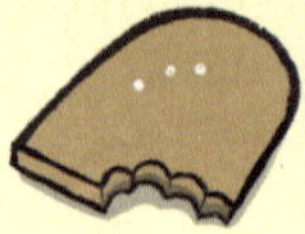

Doktor Zufall: Ein Mittel gegen Bakterien

Als der Forscher **Alexander Fleming** 1928 in die Sommerferien ging, hinterließ er sein Labor in London ziemlich chaotisch. Auf seinem Tisch ließ er Glasschalen, in denen er mit Bakterien experimentiert hatte, ungewaschen stehen.

Während Fleming im Urlaub war, geschah in den Schälchen etwas, das du vielleicht kennst, wenn du schon einmal Reste deines Pausenbrots irgendwo vergessen hast: Es wuchs Schimmel.

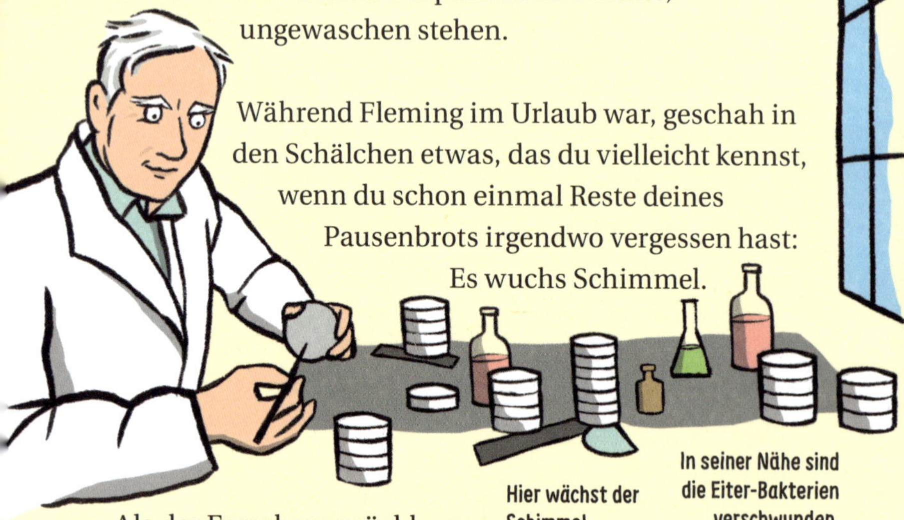

Als der Forscher zurückkam, staunte er. In einem Schälchen, in dem vorher Bakterien gewachsen waren, hatte der Schimmel die Bakterien verdrängt. Konnten Schimmelpilze Bakterien zerstören?

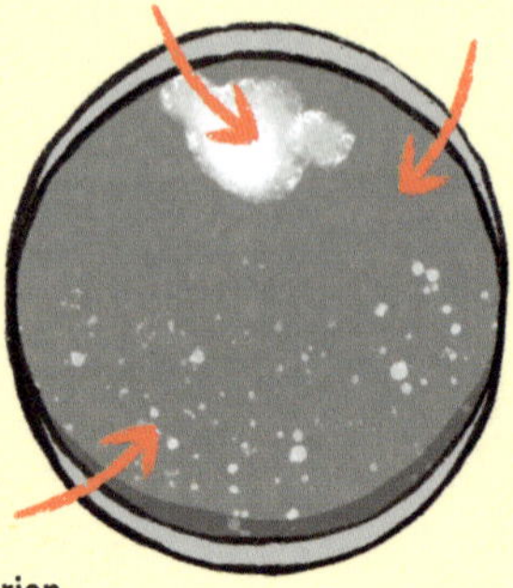

Ein Meilenstein in der Medizin

Genau so war es. Fleming gelang es, den bakterientötenden Stoff aus dem Schimmelpilz herauszuholen. Er nannte ihn Penizillin.

Doch es dauerte mehr als zehn Jahre, bis andere Wissenschaftler es schafften, die Pilze zu züchten und das bakterientötende Mittel in reiner Form herzustellen. Seit 1943 wird Penizillin als wirksames Medikament gegen Bakterien eingesetzt.

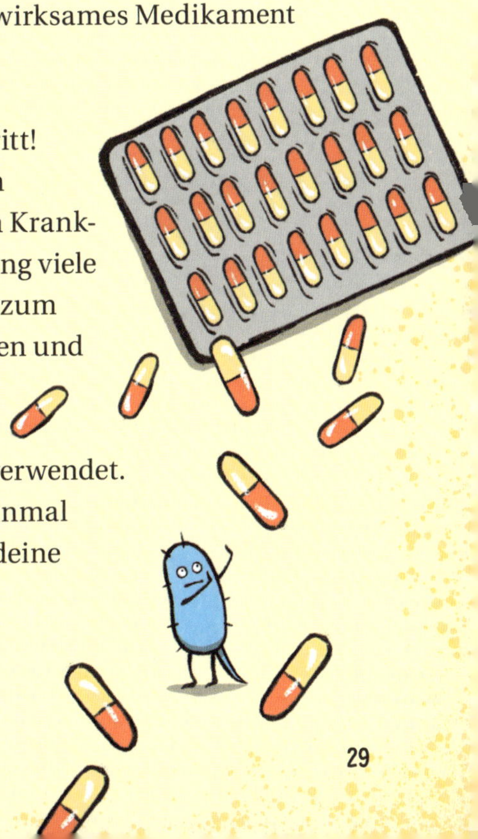

Das war ein riesiger Fortschritt! Mit Penizillin und ähnlichen Mitteln konnten Ärzte fortan Krankheiten heilen, an denen bislang viele Menschen gestorben waren, zum Beispiel Lungenentzündungen und Blutvergiftungen.

Noch heute wird Penizillin verwendet. Vielleicht hast du es schon einmal bekommen – frag doch mal deine Eltern danach!

Hilfe gegen Bakterien: Antibiotika

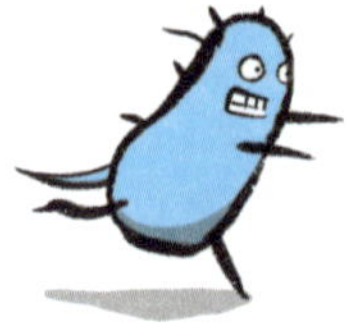

Manchmal braucht das Immunsystem Hilfe, weil es mit einer Krankheit überfordert ist. Dann ist es vielleicht geschwächt oder der Erreger ist sehr aggressiv oder gefährlich.

Gegen Bakterien gibt es heute wirksame Medikamente, zu denen auch Penizillin gehört: Sie heißen Antibiotika.

Antibiotikum bedeutet „gegen das Leben". Gemeint ist gegen lebende Bakterien. Es ist aus den griechischen Wörtern anti (gegen) und biotikos (zum Leben gehörig) gebildet.

Ein Teil der Stoffe stammt aus der Natur. Sie werden von Pilzen oder Bakterien gebildet. Tatsächlich: Bakterien bilden Gifte gegen andere Bakterien, um diese zu verdrängen und sich selbst besser ausbreiten zu können. Andere Antibiotika sind künstlich hergestellte Stoffe.

Helfer aus dem Boden

Kennst du den Geruch des Waldbodens? Er wird von Bakterien gebildet, die Streptomyzes (gesprochen: Strep-to-mü-zes) heißen. Für die Medizin sind sie extrem wertvoll, denn sie bilden Stoffe, aus denen Antibiotika gewonnen werden, aber auch Mittel gegen Pilzkrankheiten, Würmer oder Krebs.

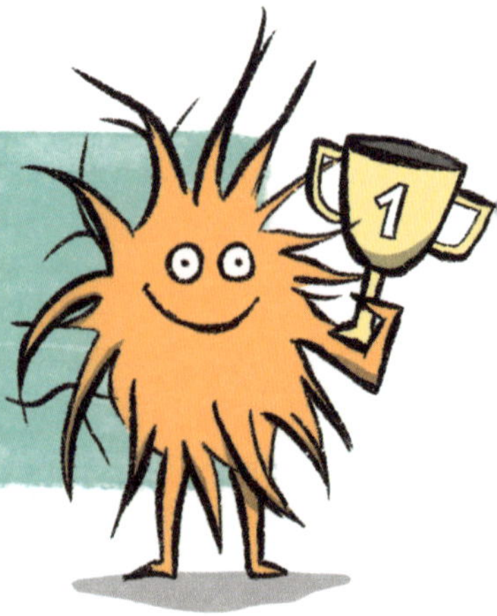

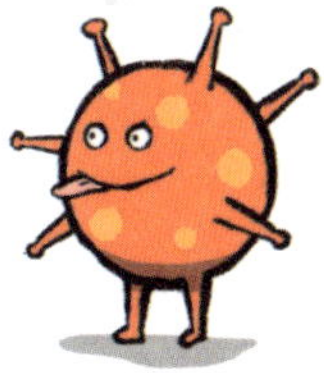

Wie wirken diese Mittel?

Antibiotika zerstören oder hemmen gezielt Bakterien. Penizillin zum Beispiel behindert diese dabei, ihre Zellwand zu bilden. Die Wand wird löchrig und die Bakterienzelle löst sich auf. Weil Antibiotika so funktionieren, schaden sie menschlichen Zellen wenig. Antibiotika helfen nicht gegen Viren!

Ein Problem ist allerdings: Bakterien gewöhnen sich an Antibiotika und können sozusagen lernen, wie die Mittel ihnen nicht mehr schaden. Einige Bakterien bekommen eine veränderte Zellwand, die die Medikamente nicht mehr durchlässt. Andere bilden Transporter, die das Antibiotikum sofort hinauswerfen.

Man sagt: Bakterien werden resistent. Das ist gefährlich, vor allem, wenn Bakterien gegen viele Mittel unempfindlich werden. Denn dann lassen sich die Krankheiten, die sie auslösen, schlechter oder gar nicht mehr behandeln.

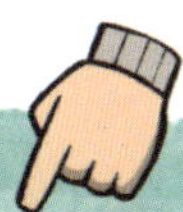

Wichtige Regeln

Damit es möglichst selten zu Resistenzen kommt, muss man Antibiotika immer genau so oft und so lange nehmen, wie es die Ärztin oder der Arzt sagt – und nie früher absetzen.

Experiment mit einem Kind: Erste Impfung

Der achtjährige James musste 1796, also vor mehr als 220 Jahren, kurz die Zähne zusammenbeißen. Der Arzt Edward Jenner hielt den Arm des Kindes fest und ritzte ihn an einer kleinen Stelle auf. Dann gab er etwas Flüssigkeit hinein, die er aus einer Art Pickel von der Hand einer Melkerin genommen hatte. Es klingt vielleicht merkwürdig, aber in diesem Moment verabreichte der britische Arzt die erste Impfung der Welt. James war der Sohn seines Gärtners, den Jenner zu diesem Experiment überredet hatte.

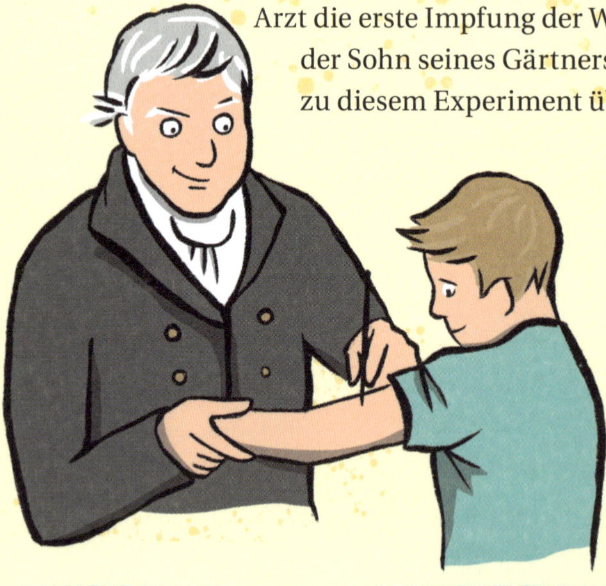

Dass Kühe mit der Erfindung der Impfungen zu tun hatten, steckt heute noch in dem Fachwort: Vakzination. Den Begriff leitete Edward Jenner vom Wort *vacca* ab – und das ist Lateinisch für Kuh.

Erst James, dann die ganze Welt

Jenner suchte ein Mittel gegen die Pocken. An dieser Krankheit starben damals viele Menschen, bei anderen wurde die Haut zerstört, tiefe Narben blieben. Doch Jenner hatte beobachtet, dass Menschen, die mit Kühen zu tun hatten, selten krank wurden. Melkerinnen hatten allerdings oft dicke Pickel an den Händen, weil sie sich mit Kuhpocken ansteckten. Das ist eine ähnliche, aber harmlose Krankheit, die Kühe bekommen können. Jenner vermutete: Wer Kuhpocken durchgemacht hatte, war vor den gefährlichen Pocken geschützt.

Ob das stimmte, testete er mit James: Ein paar Wochen nach der ersten Behandlung, versuchte der Arzt, das Kind mit den echten Pocken anzustecken. Doch James blieb gesund. Das Experiment war gelungen. Das klingt toll, aber der Versuch war sehr gefährlich, heute wäre so etwas verboten.

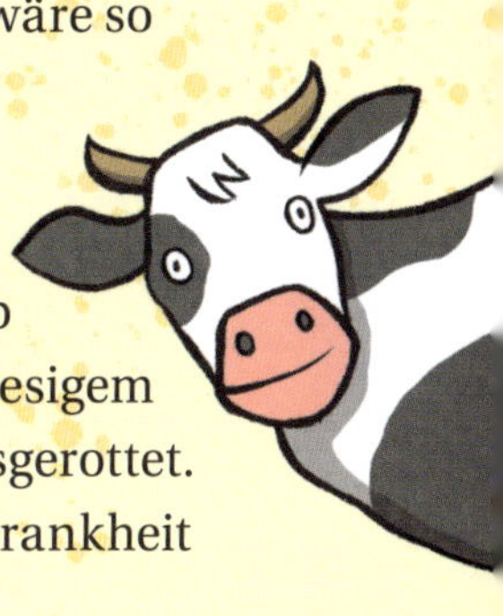

Nach James bekamen in England Hunderttausende Menschen eine Pockenimpfung. Ab 1959 wurde in vielen Ländern geimpft. Mit riesigem Erfolg: Seit 1980 sind die Pocken weltweit ausgerottet. Das ist bisher bei keiner anderen Infektionskrankheit gelungen.

Training der Abwehr: Was sind Impfungen?

Zur Zeit von Edward Jenner wussten die Menschen noch nicht, warum Impfungen vor bestimmten Krankheiten schützen können. Erst später erkannten Forscher, was dabei im Körper passiert. Impfungen trainieren die Immunzellen (die du von Seite 26/27 kennst) und bereiten sie auf den Kontakt mit besonders gefährlichen Erregern vor.

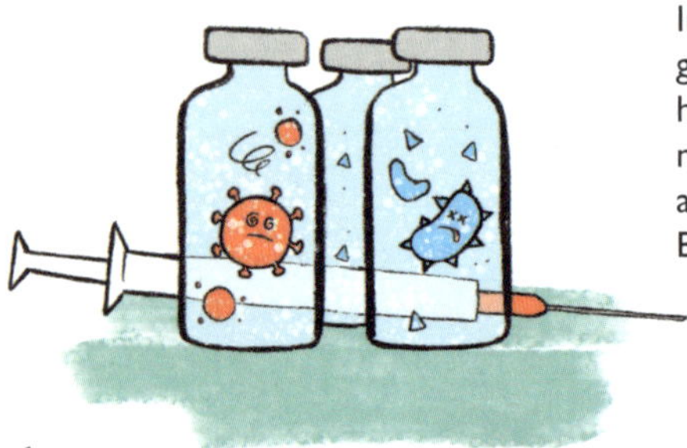

Im Impfstoff befinden sich abgeschwächte oder tote Krankheitserreger, die nicht mehr krank machen können. Manchmal werden auch nur Teile von Viren oder Bakterien genutzt.

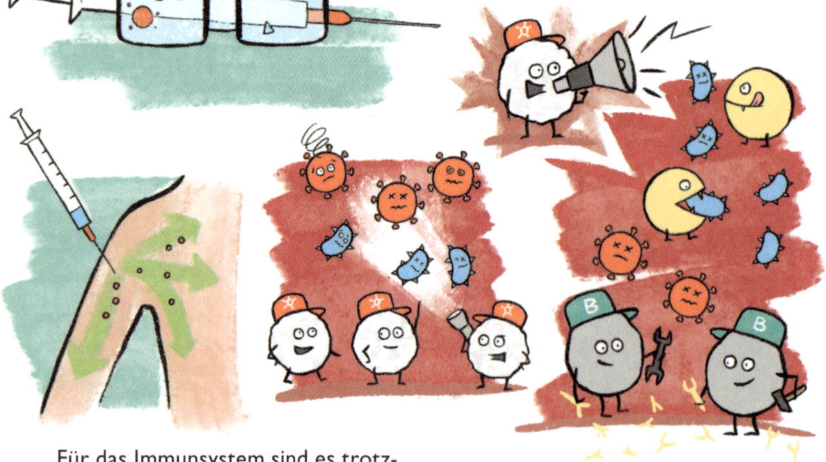

Für das Immunsystem sind es trotzdem Angreifer, die es bekämpft, als wäre es ernst.

(2-3-4 Wochen)

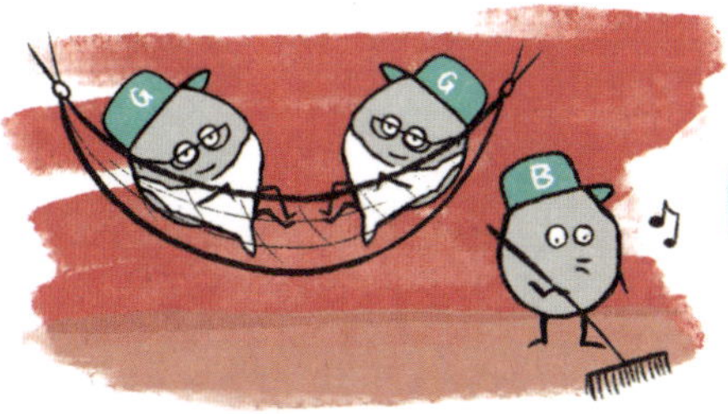

Nach einigen Wochen haben sich Gedächtniszellen gebildet, die den Erreger nun jederzeit wiedererkennen können. Diese Zellen bleiben viele Jahre im Körper.

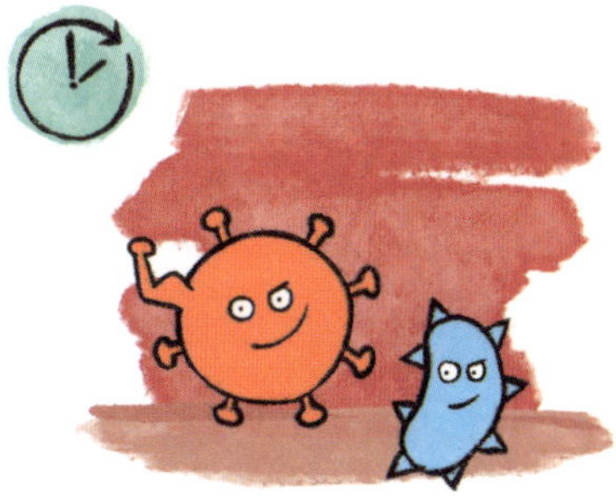

Kommt irgendwann der echte, gefährliche Erreger …

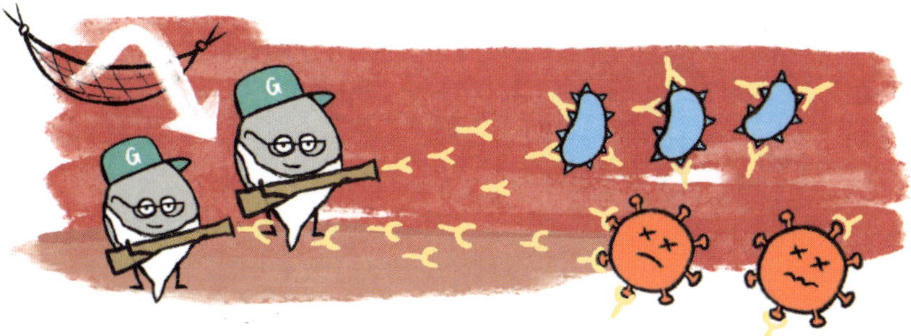

… erkennen ihn die Gedächtniszellen sofort und werfen blitzschnell die Produktion der passenden Antikörper an.

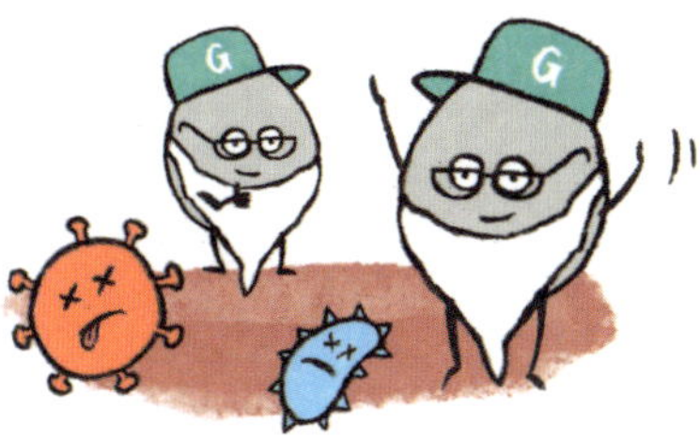

Der Angreifer wird ausgeschaltet, bevor er den Körper krank machen kann.

Nicht harmlos: Kinderkrankheiten

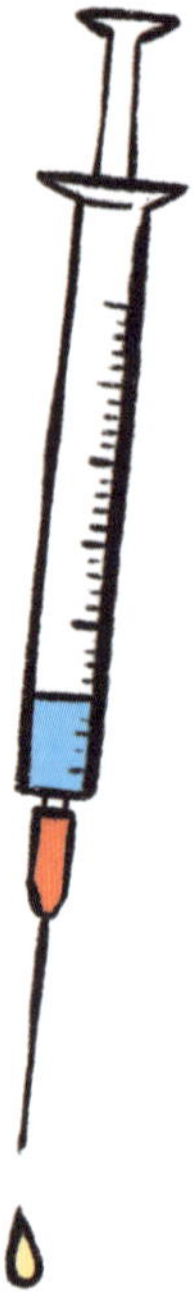

Schau doch mal in deinen Impfausweis! Suche nach Impfungen gegen die Krankheiten Polio, auch Kinderlähmung genannt, Masern, Mumps, Röteln, Diphtherie und Keuchhusten.

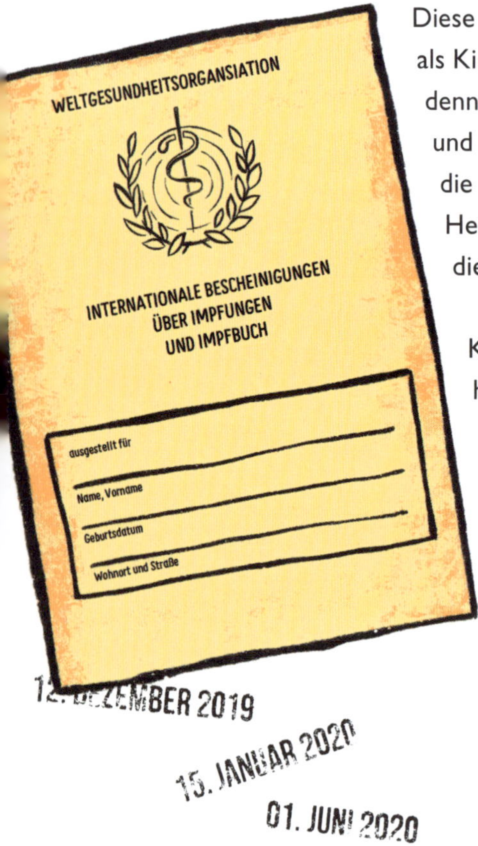

Diese Krankheiten werden oft als Kinderkrankheiten bezeichnet, denn sie sind sehr ansteckend und deshalb erkrankten früher die meisten Kinder an ihnen. Heute gibt es Impfungen, die davor schützen.

Kinderkrankheiten – das klingt harmlos. Aber der Name täuscht. Einige sind gefährliche Krankheiten, an denen früher Kinder gestorben sind oder durch die sie – wie bei Polio – lebenslang gelähmt blieben.

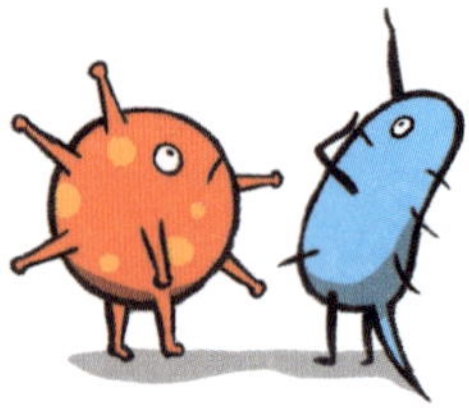

Moderne Impfstoffe aus dem Labor

Dass Impfungen nicht nur gegen die Pocken, sondern gegen viele ansteckende Krankheiten helfen, wies fast 100 Jahre nach Edward Jenner ein französischer Chemiker nach. Er hieß Louis Pasteur und forschte zunächst lange an Krankheiten, von denen Geflügel, Schweine, Schafe und andere Nutztiere befallen wurden. Pasteur untersuchte, wie krank machende Bakterien abgeschwächt werden können. Aus ihnen stellte er dann Impfstoffe gegen mehrere Tierkrankheiten her. Sein Labor in Paris wurde zur ersten Impfstoff-Fabrik der Welt. Später entwickelte Pasteur einen Stoff, mit dem Menschen gegen Tollwut geimpft werden können.

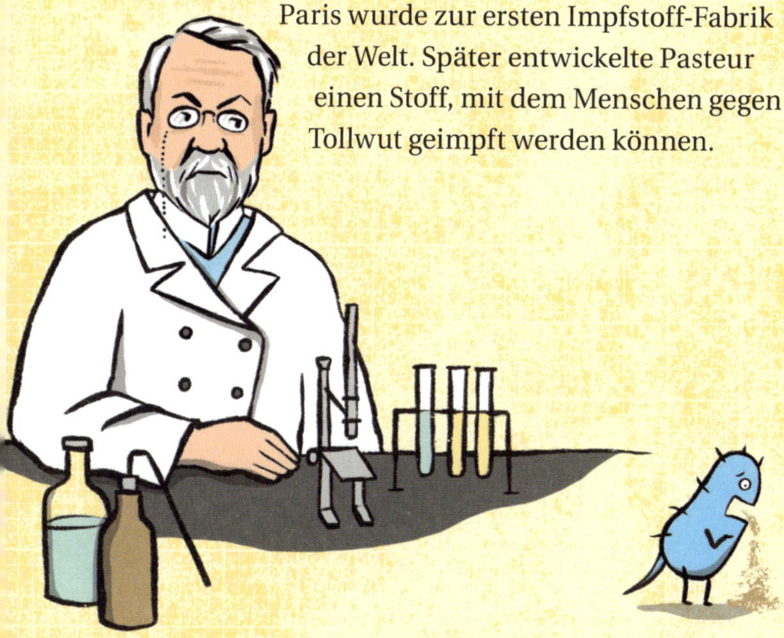

Interview: Impfstoff-Forschung heute

Woran forschen Sie genau?

Bei meiner Arbeit geht es um die Verbesserung von Impfstoffen und dies erforschen wir anhand der Grippe. Bisher muss man sich gegen diese Krankheit jedes Jahr neu impfen lassen. Wir versuchen unter anderem, einen Impfstoff zu entwickeln, der länger schützt.

Warum hält die Grippe-Impfung nur so kurz?

Das liegt am Grippe-Virus. Es verändert ständig das Aussehen der Stachel auf seiner Oberfläche. Aber diese Teile des Virus, die Stacheln, sind im Impfstoff. Nach der Impfung lernt die Körperabwehr, den Krankmacher an diesen Oberflächen-Merkmalen zu erkennen. Wenn das Virus die aber umgebaut hat, funktioniert das Erkennen nicht mehr. Das ist, als würde sich jemand, der eigentlich blond ist, die Haare plötzlich pink färben. Den erkennt man dann auch nicht mehr gut. Weil das Virus sich oft verändert, muss auch der Impfstoff jedes Jahr erneuert und dann den Menschen wieder gespritzt werden.

Wie wollen Sie das verbessern?

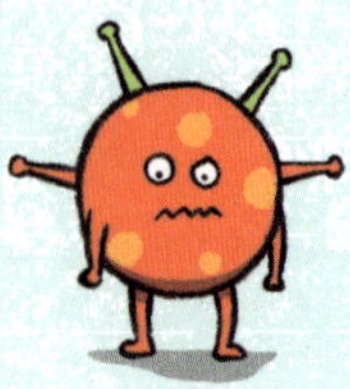

Wir wollen uns andere Bereiche des Virus aussuchen. Die liegen ein bisschen versteckter und sie verändern sich nicht so stark.

Dr. Stephanie Trittel ist Impfstoffforscherin. Die Biochemikerin arbeitet in Braunschweig, am Helmholtz-Zentrum für Infektionsforschung.

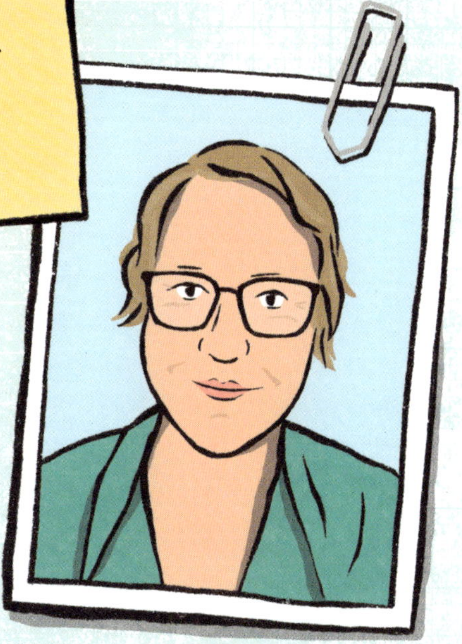

Ein Impfstoff aus diesen Teilen könnte bewirken, dass der Körper das Virus immer wieder erkennt – egal, wie seine Stacheln genau aussehen. Wir entwickeln auch Impfungen, für die man keine Spritze braucht. Die Idee ist, die Impfung als Nasenspray zu geben oder als Creme über die Haut. Bis so etwas fertig ist, dauert es aber viele Jahre.

Lassen Sie sich selbst impfen?

Ja. Ich arbeite mit Grippe-Viren und muss geschützt sein. Das ist die eine Seite. Aber auch sonst würde ich es machen. Einmal für mich, klar. Aber man darf beim Impfen nicht immer nur an sich selbst denken. Es geht oft mehr darum, andere zu schützen. Zum Beispiel Menschen, die nicht geimpft werden können, und Ältere, deren Immunsystem schwächer ist. Wenn wir geimpft sind, können wir diese Menschen nicht anstecken. Und wenn viele Menschen mitmachen, breitet sich die Krankheit weniger aus.

Woher kommen neue Erreger?

Vielleicht hast du davon im Zusammenhang mit dem Corona-Virus gehört: Besondere Sorgen machen sich Fachleute, wenn plötzlich neue Erreger auftauchen, etwa ein unbekanntes Virus. Denn dann könnte es passieren, dass sich in kurzer Zeit viele Menschen damit anstecken. Der Grund: Der neue Erreger ist für jeden Körper unbekannt. Niemand hat Gedächtniszellen, die das neue Virus schnell beseitigen könnten.

Veränderung ist normal

Dass neue Erreger auftauchen, gehört zur Natur. Es liegt an der Evolution – also der Tatsache, dass sich Lebewesen von Generation zu Generation etwas verändern. Bei Viren und Bakterien geht das schnell, weil sie sich so rasch vermehren. Außerdem passieren bei manchen Viren recht oft Fehler bei der Vermehrung und es werden andere Bausteine ins Erbgut eingebaut. Man sagt: Sie mutieren.

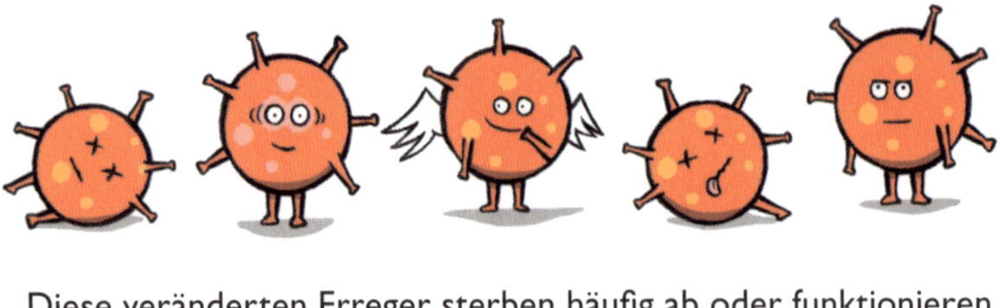

Diese veränderten Erreger sterben häufig ab oder funktionieren schlechter. Aber manchmal bringen andere Bausteine im Erbgut auch Vorteile.

Was haben Tiere damit zu tun?

Auch Tiere tragen Krankheitserreger in sich. Viele davon sind spezialisiert und befallen zum Beispiel nur Vögel, aber keine Säugetiere, oder nur Pferde, aber Schweine nicht.

Doch das kann sich ändern, wenn ein Erreger mutiert und zufällig neue Fähigkeiten bekommt. Dann passiert es manchmal, dass ein Tier-Virus plötzlich auch für Menschen ansteckend wird. Das geschieht am häufigsten dort, wo Menschen und Tiere dicht zusammenleben, oder wenn Menschen engen Kontakt zu Wildtieren haben, sie zum Beispiel schlachten und essen.

Die meisten unserer ansteckenden Krankheiten kommen ursprünglich aus der Tierwelt. Fachleute sagen: Es könnten in Zukunft noch mehr werden. Denn in vielen Teilen der Welt rücken Menschen immer weiter in die Wildnis vor. Sie roden Urwälder, bauen Straßen und Dörfer – und kommen häufiger mit wilden Tieren in Kontakt.

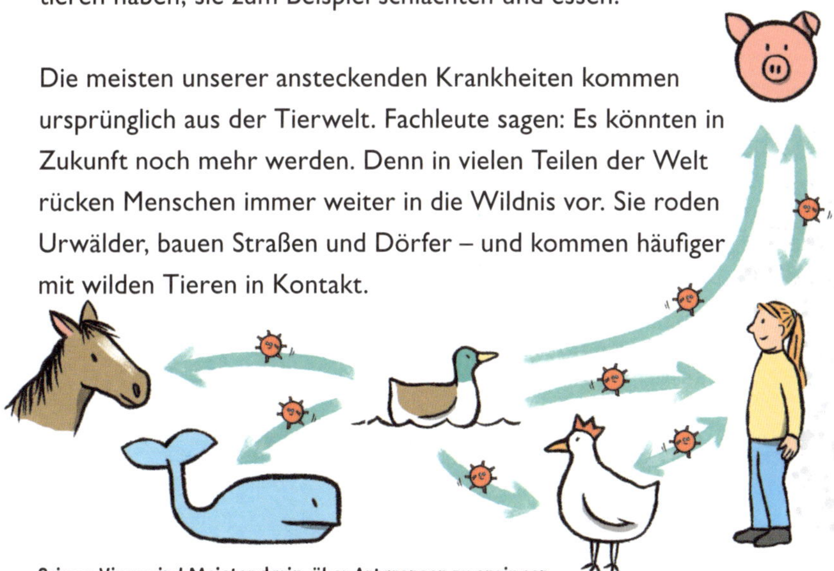

Grippe-Viren sind Meister darin, über Artgrenzen zu springen.

Rasant um die Welt: Wenn Viren reisen

Zum Skifahren in die Alpen, zu einem Geschäftstermin nach Asien oder übers Wochenende zu Verwandten: Auf der ganzen Welt sind viele Menschen unterwegs. Dabei kommt es vor, dass jemand Krankheitserreger in sich trägt. Nicht immer ist er krank, manchmal merkt man gar nichts davon.

Problematisch wird es, wenn das Virus oder Bakterium leicht von Mensch zu Mensch übertragen werden kann, zum Beispiel durch Niesen oder Husten. Denn dann kann eine einzige Person die Krankheit an viele Menschen weitergeben. Und jeder von ihnen kann später wieder mehrere Leute anstecken.

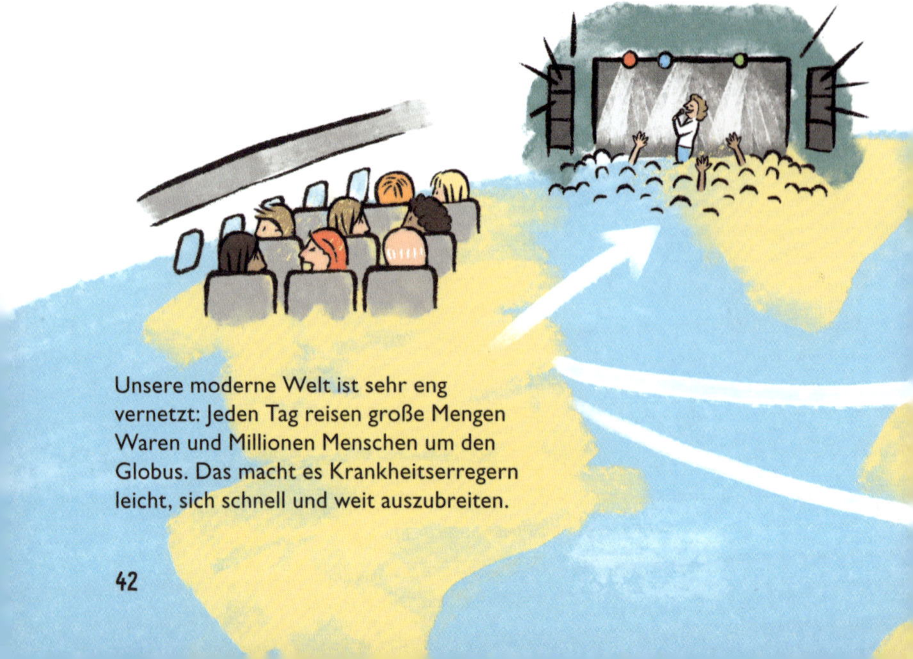

Unsere moderne Welt ist sehr eng vernetzt: Jeden Tag reisen große Mengen Waren und Millionen Menschen um den Globus. Das macht es Krankheitserregern leicht, sich schnell und weit auszubreiten.

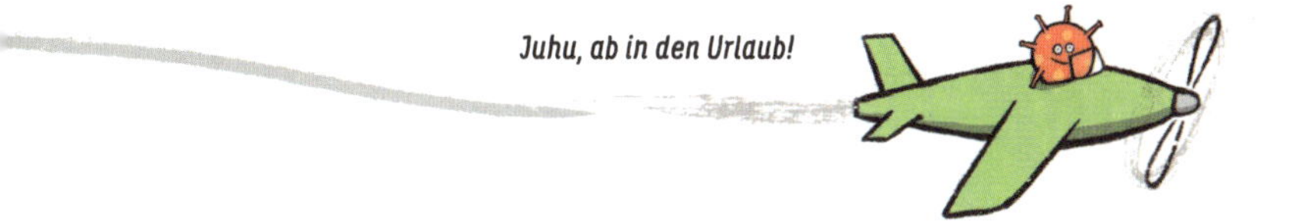

Es kann passieren, dass eine ansteckende Krankheit sich in Windeseile über mehrere Kontinente ausbreitet. So etwas wird Pandemie genannt.

Große Seuchenausbrüche hat es auch früher schon gegeben zum Beispiel die Pest, die im Mittelalter wütete.

> **Pandemie kommt aus dem Griechischen. Es bezeichnet etwas, das das ganze Volk betrifft. Die Silbe pan steht für alles, demos ist das Volk.**

Eine andere Pandemie haben wahrscheinlich eure Eltern mitbekommen: Vor etwa 40 Jahren begann sich das HI-Virus, das von Schimpansen auf den Menschen übergegangen war, auszubreiten. Es löst die Krankheit AIDS aus, die das Immunsystem zerstört. An ihr sind bis heute mehr als 30 Millionen Menschen weltweit gestorben. Heute gibt es Medikamente, die das Virus im Körper eindämmen können.

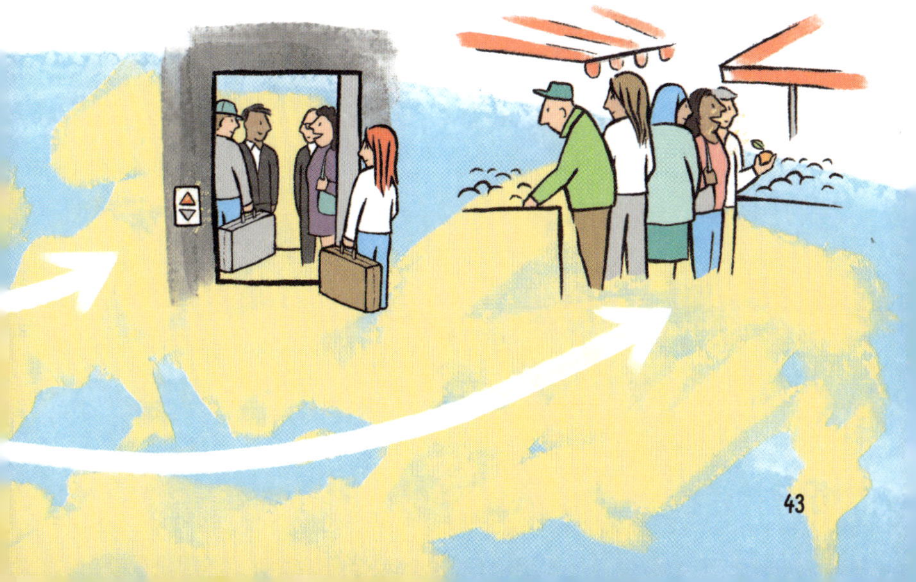

2020: Corona stellt alles auf den Kopf

ACHTUNG!

Name: Corona
Vollständiger Name: SARS-CoV-2

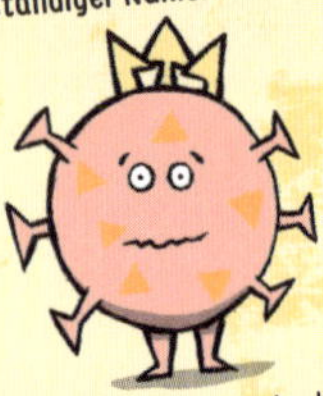

Aussehen: Wie ein Igelball
Superkraft: Seine Stacheln tricksen menschliche Zellen aus.
Ansteckungsweg: Gelangt beim Husten, mit Spucke oder in winzigen Tröpfchen aus der Atemluft von Mensch zu Mensch.
Krankheit: Covid-19 genannt
Schaden: Kann schwere Lungenentzündungen auslösen und tödlich sein.

Seit Anfang 2020 rast ein Virus über die Erde und sorgt dafür, dass das Leben für Milliarden Menschen umgekrempelt wird. Es handelt sich um ein neues Virus aus der Gruppe der Coronaviren. Ende 2019 hat es in China zum ersten Mal Menschen krank gemacht – und sich von dort in wenigen Monaten in der ganzen Welt verbreitet.

Vor etwa 55 Jahren sah die britische Virologin June Almeida unter ihrem Mikroskop ein Virus mit zackigem Kranz. Weil Kranz auf Lateinisch corona heißt, wurde die Virusgruppe danach benannt.

Schnell war klar: Von den Menschen, die das Virus bekamen, erkrankten viele nur leicht oder wurden allein wieder gesund. Aber ein Teil der Kranken brauchte Hilfe im Krankenhaus. Es war sehr wichtig, dass das Virus sich nicht zu schnell ausbreitet – damit im Notfall für jeden Schwerkranken Platz in einer Klinik wäre.

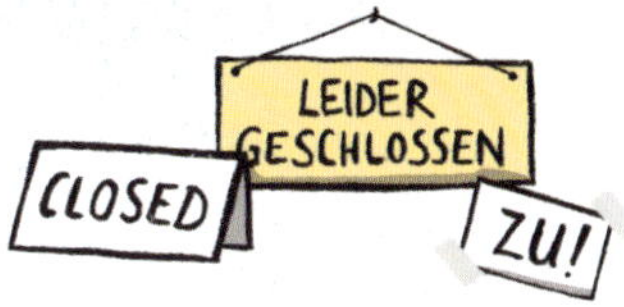

Alle auf Abstand: Überall Ausnahmezustand

Um die Ausbreitung des Virus zu bremsen, entschieden Fachleute aus Politik und Wissenschaft, dass die Menschen möglichst wenig unterwegs sein und voneinander Abstand halten sollten.

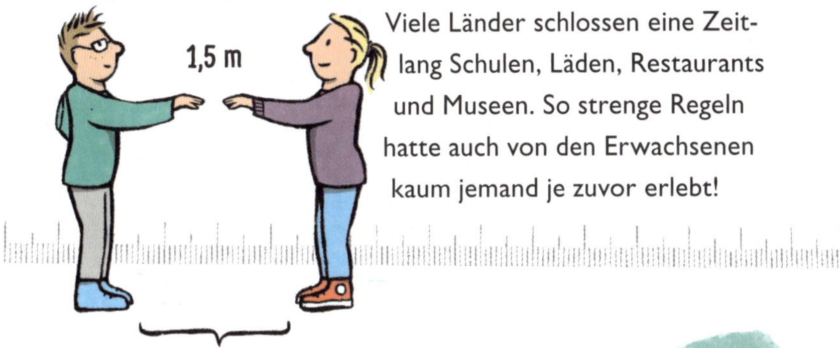

Viele Länder schlossen eine Zeitlang Schulen, Läden, Restaurants und Museen. So strenge Regeln hatte auch von den Erwachsenen kaum jemand je zuvor erlebt!

Forschung auf Hochtouren

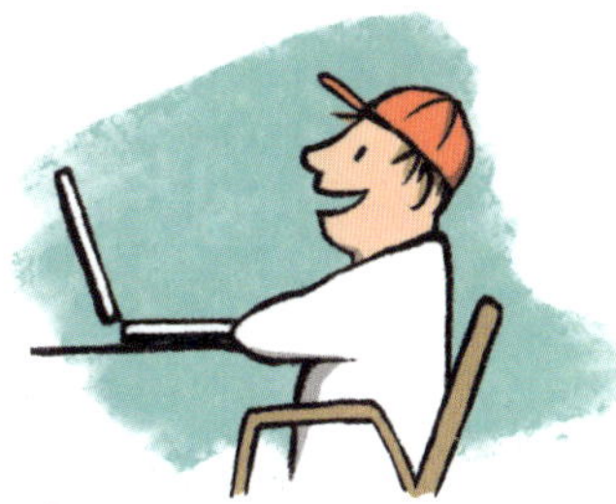

In der heutigen Welt ist auch die Wissenschaft weltweit vernetzt. Forschende tauschen sich über das Internet aus und können zusammenarbeiten. Seitdem China Alarm geschlagen hat, helfen Fachleute in der ganzen Welt mit, dem Virus auf die Spur zu kommen. Sie verfolgen, wie viele Menschen sich wo anstecken. Forscherinnen und Forscher entwickeln Tests und suchen Impfstoffe.

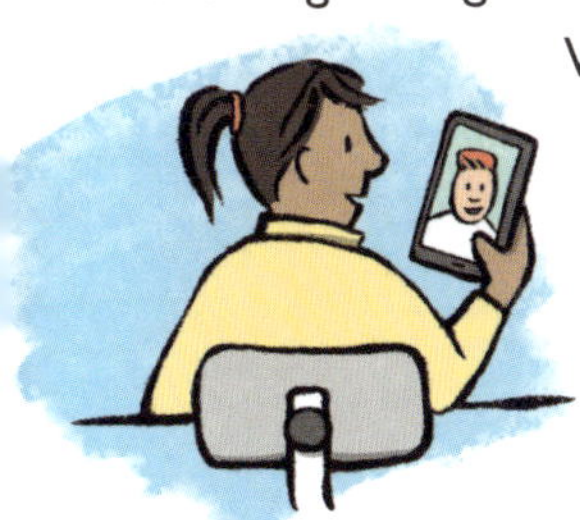

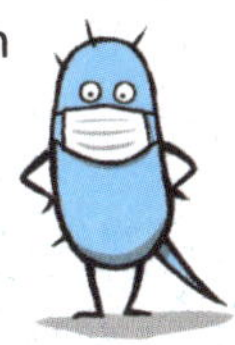

HALT: Wie können wir uns schützen?

Händewaschen – ist noch immer das wirksamste Mittel gegen fiese Krankheitserreger!

Wichtig dabei: Eine halbe Minute gut mit Seife einschäumen, Handrücken, zwischen den Fingern und Fingernägel nicht vergessen. Danach gut abspülen, bis kein Schaum übrig ist. Dann abtrocknen.

So machst du es

- immer, wenn du von draußen reinkommst.
- jedes Mal nach der Toilette.
- vor jedem Essen.

Tipp: Sing laut oder in Gedanken ein Lied oder sag ein Gedicht, das 30 Sekunden dauert. Auf der letzten Seite steht ein Liedtext, der super funktioniert.

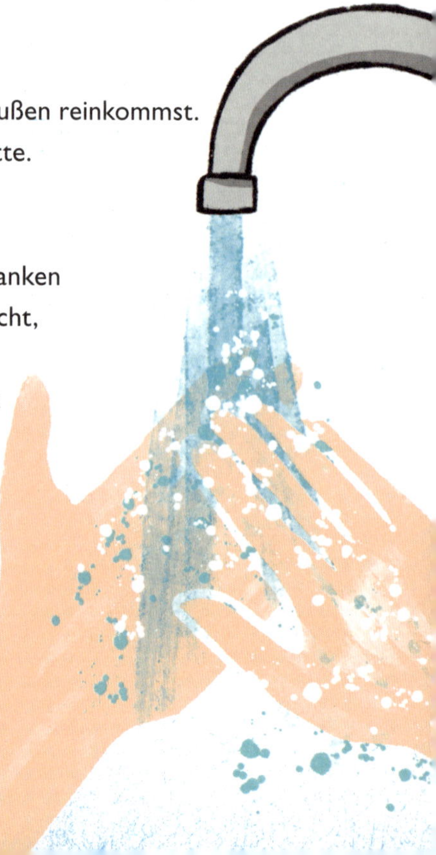

Armbeugen-Trick: Wenn du niesen oder husten musst, pruste nicht in der Gegend herum – sondern immer in deine Ellenbogenbeuge. Zum Schnäuzen nimmst du ein Einmal-Taschentuch. Danach wirfst du es weg und – richtig! – zurück zu H: Händewaschen! In Ausnahmefällen kann man auch Desinfektionsmittel verwenden.

Lieber auskurieren: Wer krank ist, sollte zu Hause bleiben. Mit Ruhe lässt sich der Körper schneller auskurieren, außerdem steckt man andere dann nicht an.

Topfit-Tipps: Ein paar Dinge tun deinem Körper immer gut und machen ihn stark gegen Krankheitserreger: gesundes Essen, ausreichend Schlaf und Bewegung an der frischen Luft!

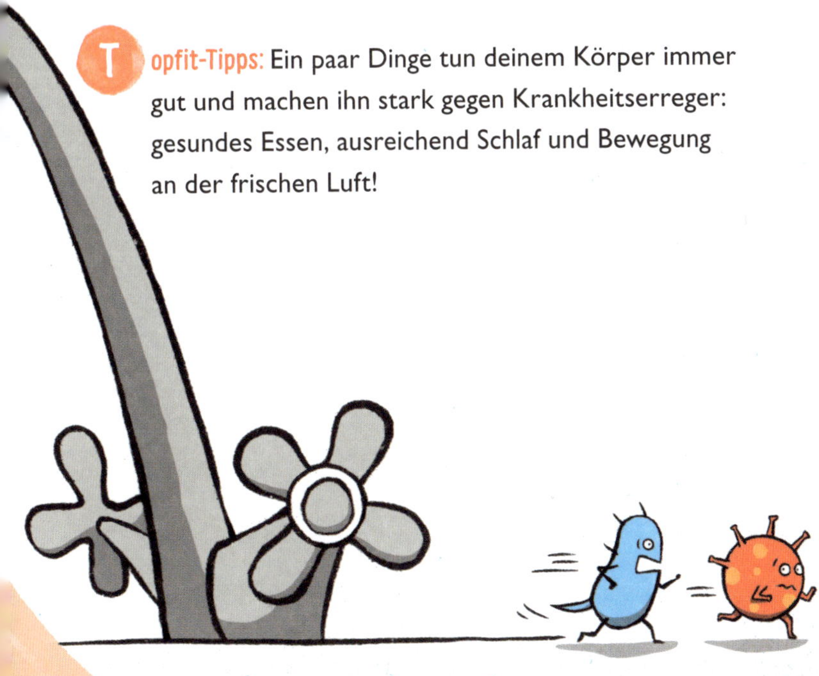

Händewasch-Song

von Kai Lüftner

Stell die Uhr und sing das Ding:

Es wird dich überraschen,
die Pfoten aus den Taschen,
bist du krasser drauf,
Wasser rauf –
und richtig waschen.

Ein absoluter Traum,
is richtig fetter Schaum,
auf jeden Fall
überall –
sonst klappt das kaum.

Willst du ein Gewinner sein,
wasch deine Fingerlein!
Oben, unten, überall,
und dann sind die Dinger rein.

Man hat herausgefunden,
nach 30 Sekunden
sind Viren und Bakterien –
Plopp – verschwunden!

Was man dann am Ende
auch noch machen muss:
Wasser aus, abtrocknen –
und Schluss!

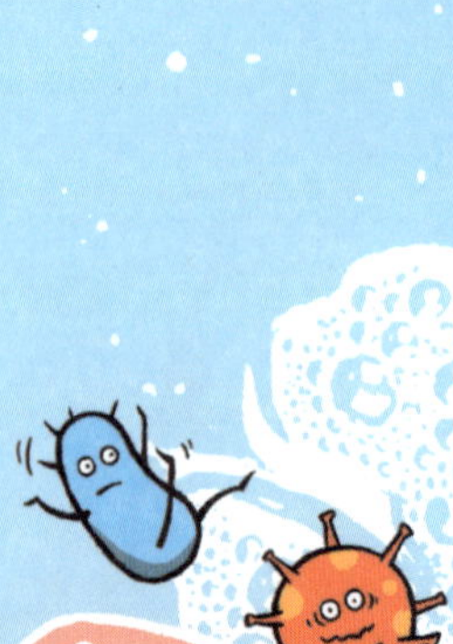

Du findest das Lied im Internet unter
www.haendewasch-song.de zum laut Aufdrehen und Mitsingen!